Japanese Guideline for the Treatment of Idiopathic Pulmonary Fibrosis 2023

特発性肺線維症の治療ガイドライン 2023

改訂第2版

監修

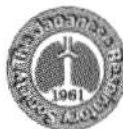
日本呼吸器学会

厚生労働科学研究費補助金難治性疾患政策研究事業「びまん性肺疾患に関する調査研究」班

編集

「特発性肺線維症の治療ガイドライン」作成委員会

南江堂

監修

日本呼吸器学会

厚生労働科学研究費補助金難治性疾患政策研究事業「びまん性肺疾患に関する調査研究」班

編集

「特発性肺線維症の治療ガイドライン」作成委員会

「特発性肺線維症の治療ガイドライン」作成委員会

●統括委員（五十音順）（*作成委員長）

須田　隆文　浜松医科大学医学部医学科内科学第二講座
伊達　洋至　京都大学大学院医学研究科器官外科学講座呼吸器外科学
坂東　政司　自治医科大学医学部内科学講座呼吸器内科学部門
本間　　栄*　東邦大学医学部内科学講座呼吸器内科学分野（大森）

●診療ガイドライン作成方法専門家（五十音順）

後藤　禎人　国立病院機構京都医療センター臨床研究センター
中山　健夫　京都大学大学院医学研究科社会健康医学系専攻健康情報学分野

●作成委員（五十音順）（*診療ガイドラインパネル委員，**診療ガイドライン事務局）

吾妻安良太*　日本医科大学大学院医学研究科呼吸器内科学分野
井上　義一　国立病院機構近畿中央呼吸器センター臨床研究センター
小倉　高志　神奈川県立循環器呼吸器病センター呼吸器内科
岸　　一馬*　東邦大学医学部内科学講座呼吸器内科学分野（大森）
弦間　昭彦　日本医科大学
近藤　康博*　公立陶生病院呼吸器・アレルギー疾患内科
坂本　　晋**　東邦大学医学部内科学講座呼吸器内科学分野（大森）
上甲　　剛*　関西労災病院放射線科
高橋　和久　順天堂大学大学院医学研究科呼吸器内科学
千葉　弘文　札幌医科大学医学部呼吸器・アレルギー内科学講座
富井　啓介　神戸市立医療センター中央市民病院呼吸器内科
冨岡　洋海　神戸市立医療センター西市民病院呼吸器内科
西岡　安彦*　徳島大学大学院医歯薬学研究部呼吸器・膠原病内科学分野
福岡　順也*　長崎大学大学院医歯薬学総合研究科医療科学専攻情報病理学
宮崎　泰成*　東京医科歯科大学大学院医歯学総合研究科医歯学系専攻器官システム制御学講座統合呼吸器病学分野（呼吸器内科）
宮本　　篤**　虎の門病院呼吸器センター内科
山内　浩義**　自治医科大学医学部内科学講座呼吸器内科学部門
横山　彰仁　高知大学医学部医学科呼吸器・アレルギー内科学
吉野　一郎*　国際医療福祉大学成田病院呼吸器外科/千葉大学病院呼吸器外科

●システマティックレビューチーム（五十音順）

池田　慧　神奈川県立循環器呼吸器病センター呼吸器内科
泉　信有　国立国際医療研究センター呼吸器内科
磯部　和順　東邦大学医学部内科学講座呼吸器内科学分野（大森）
岡元　昌樹　国立病院機構九州医療センター呼吸器内科，臨床研究センター
片岡　健介　公立陶生病院呼吸器・アレルギー疾患内科
加藤　元康　順天堂大学大学院医学研究科呼吸器内科学
喜舎場朝雄　沖縄県立中部病院呼吸器内科
北村　英也　神奈川県立循環器呼吸器病センター呼吸器内科
高　遼　順天堂大学大学院医学研究科呼吸器内科学
坂入　祐・　千葉大学大学院医学研究院呼吸器病態外科学
坂本　晋　東邦大学医学部内科学講座呼吸器内科学分野（大森）
佐々木信一　順天堂大学医学部附属浦安病院呼吸器内科
佐藤　寿彦　福岡大学医学部外科学講座呼吸器・乳腺内分泌・小児外科
澤田　哲郎　AOI 国際病院呼吸器内科
杉野　圭史　坪井病院呼吸器内科
千葉　弘文　札幌医科大学医学部呼吸器・アレルギー内科学講座
馬場　智尚　神奈川県立循環器呼吸器病センター呼吸器内科
濵田　直樹　福岡大学医学部呼吸器内科学講座
半田　知宏　京都大学大学院医学研究科呼吸不全先進医療講座/呼吸器内科
藤澤　朋幸　浜松医科大学医学部内科学第二講座/呼吸器内科
峯岸　裕司　三井記念病院呼吸器内科
宮本　篤　虎の門病院呼吸器センター内科
山内　浩義　自治医科大学医学部内科学講座呼吸器内科学部門
早稲田優子　福井大学医学系部門内科学（3）分野

●協力委員（五十音順）

阿南　圭祐　済生会熊本病院呼吸器内科
内田　智絵　京都大学大学院医学研究科医学専攻健康情報学分野博士課程

外部評価委員（五十音順）

高橋　弘毅　即仁会北広島病院
田口　善夫　天理よろづ相談所病院呼吸器内科
渡辺憲太朗　医療法人西福岡病院

改訂第2版序文

2017年，日本の国情に合ったエビデンスに基づいた標準的な治療法を呈示するわが国初の特発性肺線維症（idiopathic pulmonary fibrosis：IPF）の治療に特化した『特発性肺線維症の治療ガイドライン2017』を「Minds診療ガイドライン作成の手引き」2014年版に準じて作成した．

今回，初版刊行後6年が経過し，新たなエビデンスが集積し，改訂の必要性が生じたため，『特発性肺線維症の治療ガイドライン2023（改訂第2版）』を作成した．改訂においては2018年と2022年に改訂されたATS/ERS/JRS/ALATのIPFガイドラインおよび2022年に刊行された『特発性間質性肺炎 診断と治療の手引き2022（改訂第4版）』との整合性を持たせた．

特に慢性期に関しては，ATS/ERS/JRS/ALATのIPFガイドラインでは記載のない，予後を大きく左右する急性増悪，合併肺癌のほかに，今回，新たに肺高血圧症についてのクリニカルクエスチョン（CQ）を加えたほか，さらに進行期に関しては緩和医療，肺移植についてのエキスパートコンセンサスに基づいたアドバイス（GPP）を作成した．CQは初版の17から24に増設した．また，近年，進行性線維化を伴う間質性肺疾患（PF-ILD）の概念提唱に続き，抗線維化薬の適応が拡大され，さらに進行性肺線維症（PPF）の概念が紹介された．そこで，IPF以外の間質性肺疾患の治療についても第Ⅲ章で新たに解説を加えた．

特筆すべきは初版に続き診療ガイドライン作成方法専門家の中山健夫・後藤禎人両委員による作成手順の緻密なご指導によりエビデンスの少ないIPFの治療ガイドライン改訂作業が速やかに行われたことである．最後に日本呼吸器学会でパブリックコメントを募り，このたび『特発性肺線維症の治療ガイドライン2023（改訂第2版）』として出版されることになった．

診断および治療に関する従来の手引きと，日常臨床で最も悩むIPFの治療に特化したエビデンスに基づいた本ガイドラインを使い分けていただければ幸いである．また，日進月歩の医療の進歩に即して，今後も適切に改訂されていくことが重要である．

本ガイドラインが呼吸器専門医のみならず，一般診療医や患者・家族の皆様に利用されることを祈るとともに作成委員，システマティックレビューチーム，協力委員，外部評価委員の多大なるご尽力ならびに初版に続き迅速な文献検索を担当していただいた東邦大学医学メディアセンターのスタッフの方々，出版に際しご協力いただいた株式会社南江堂の方々にあらためて深謝する．

2023年3月

「特発性肺線維症の治療ガイドライン作成委員会」委員長

本間　栄

「厚生労働科学研究費補助金難治性疾患政策研究事業びまん性肺疾患に関する調査研究班」代表研究者

須田隆文

「厚生労働科学研究費補助金難治性疾患政策研究事業びまん性肺疾患に関する調査研究班
特発性間質性肺炎ガイドライン・診断治療の手引き部会」会長

坂東政司

初版 序文

特発性肺線維症（idiopathic pulmonary fibrosis：IPF）は，原因不明の特発性間質性肺炎の多くを占める，5年生存率30%以下というきわめて予後不良の疾患で，現在に至るも我が国には確立された有効な治療法をエビデンスに基づき呈示したガイドラインがない．急性増悪や合併する肺癌により死亡する例が多いため，基本的な治療法の確立と共に，このような合併症に対する治療法の確立が喫緊の課題である．そこでエビデンスに基づいた診療を推進し，臨床現場における医療の質の向上を図り，国民への成果の還元を促進することを目的として，ガイドラインを作成することとなった．

この度，平成26～28年度厚生労働省びまん性肺疾患に関する調査研究班（研究代表者：本間　栄）と日本呼吸器学会びまん性肺疾患学術部会合同のガイドライン作成委員会を立ち上げ，2015年に改訂されたATS/ERS/JRS/ALATのIPFガイドラインならびに2016年刊行の『特発性間質性肺炎 診断と治療の手引き（改訂第3版）』との整合性を持たせ，かつ我が国の実情に合ったエビデンスに基づく標準的な治療法を呈示する，我が国初のIPFの治療に特化した治療ガイドラインをMinds（2014）とGRADEシステムを参考にして作成した．特に慢性安定期に加え，ATS/ERS/JRS/ALATのIPFガイドラインでは記載のない，予後を大きく左右する急性増悪ならびに肺癌合併症例に対するクリニカルクエスチョンも作成した．

さらに特筆すべきは，厚生労働省びまん性肺疾患に関する調査研究班の中で設置されたIPF治療のガイドライン作成部会の坂東政司部会長の強力なリーダーシップとガイドライン作成専門家の中山健夫・後藤禎人委員による作成手順の緻密なご指導により，エビデンスの少ない中でIPF治療のガイドラインの作成が進められたことである．このガイドラインを骨子として日本呼吸器学会でパブリックコメントを募り『特発性肺線維症の治療ガイドライン2017』として今回，出版されることになった．

診断および治療に関する解説書というべき従来の『特発性間質性肺炎 診断と治療の手引き』と，日常臨床で最も悩むIPFの治療に特化したエビデンスに基づいた本ガイドラインを使い分けて頂ければ幸いである．また，日進月歩の医療の動向に即して，今後適切に改訂していくことが重要である．

本ガイドラインが多くの呼吸器科医，臨床医，医療者と患者の日常の臨床の助けになることを祈るとともに作成委員の多大なるご尽力，ならびに迅速な文献検索を担当して頂いた東邦大学医学メディアセンターのスタッフの方々，出版に際しご協力頂いた株式会社南江堂の方々にあらためて深謝する．

2017年1月

平成26～28年度厚生労働科学研究費補助金難治性疾患政策研究事業
「びまん性肺疾患に関する調査研究」班研究代表者
兼特発性肺線維症の治療ガイドライン作成委員会委員長
本間　栄

背景・目的と使用上の注意

診療ガイドラインとは

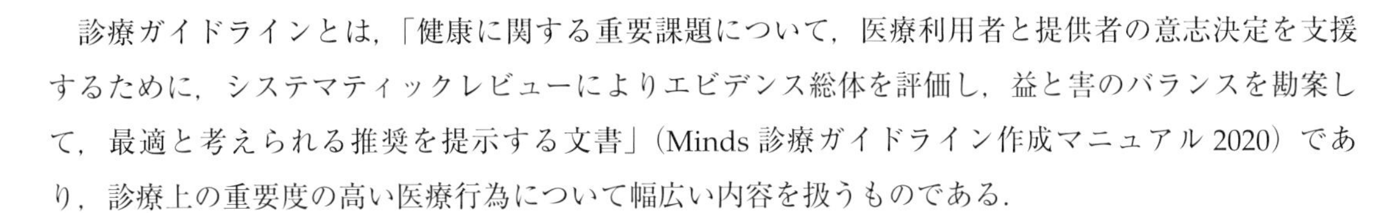

診療ガイドラインとは,「健康に関する重要課題について,医療利用者と提供者の意志決定を支援するために,システマティックレビューによりエビデンス総体を評価し,益と害のバランスを勘案して,最適と考えられる推奨を提示する文書」(Minds 診療ガイドライン作成マニュアル 2020)であり,診療上の重要度の高い医療行為について幅広い内容を扱うものである.

IPF の治療ガイドライン

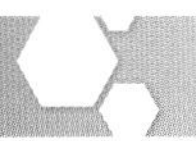

特発性肺線維症(idiopathic pulmonary fibrosis:IPF)は,本邦の指定難病である特発性間質性肺炎(idiopathic interstitial pneumonias:IIPs)のなかで最も予後不良な疾患であり,現時点において標準的治療は確立されていない.

IPF の治療に関して,国際的には 2000 年に ATS が中心となり IPF の診断および治療に関する合意文書(international consensus statement)[1] が作成され,その後,複数の臨床試験(randomized controlled trial:RCT)が実施された.これらの結果を踏まえ,ATS/ERS/JRS/ALAT によりエビデンスに基づく IPF の診断と管理ガイドライン[2] が 2011 年にはじめて刊行された.その後,さらなるエビデンスが集積したため,2015 年には IPF の治療に関する Clinical Practice Guideline [3] が update された.

一方,わが国では前述の国際治療ガイドラインを遵守し,かつ日本の実情にあった治療・管理法を提示することを目的とし,2017 年に『特発性肺線維症の治療ガイドライン 2017』[4] を作成した.今回,既存のクリニカルクエスチョンとともに,新たなクリニカルクエスチョンを設定し,新規に創出されたエビデンスの文献検索・システマティックレビューを行い,『特発性肺線維症の治療ガイドライン 2023(改訂第 2 版)』を作成した.

対象患者と臨床現場の実情

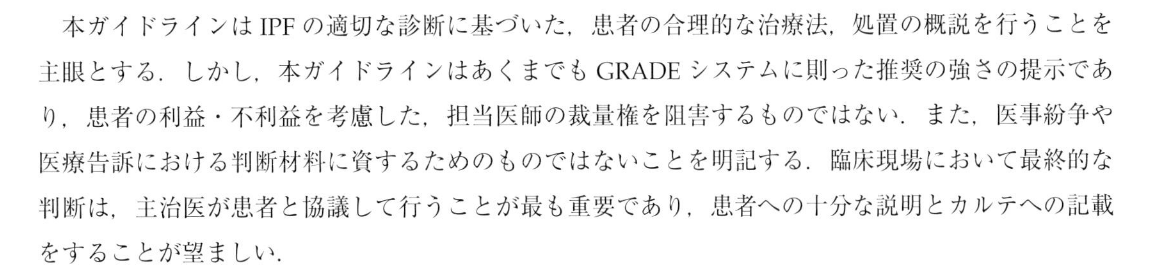

本ガイドラインは IPF の適切な診断に基づいた,患者の合理的な治療法,処置の概説を行うことを主眼とする.しかし,本ガイドラインはあくまでも GRADE システムに則った推奨の強さの提示であり,患者の利益・不利益を考慮した,担当医師の裁量権を阻害するものではない.また,医事紛争や医療告訴における判断材料に資するためのものではないことを明記する.臨床現場において最終的な判断は,主治医が患者と協議して行うことが最も重要であり,患者への十分な説明とカルテへの記載をすることが望ましい.

ガイドラインの利用者

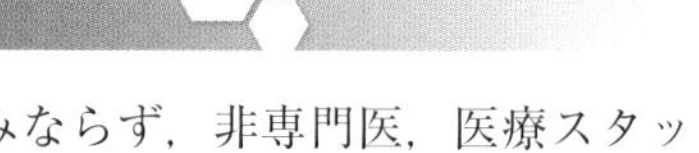

本ガイドラインの利用者は，呼吸器疾患診療を専門とする医師のみならず，非専門医，医療スタッフ，患者，家族，支援者が対象である．

文献

1）American Thoracic Society：Idiopathic pulmonary fibrosis：diagnosis and treatment. International consensus statement. Am J Respir Crit Care Med 2000；**161**：646-664.
2）Raghu G, Collard HR, Eagan JJ, et al：An Official ATS/ERS/JRS/ALAT Statement：Idiopathic pulmonary fibrosis：Evidence-based guidelines for diagnosis and management. Am J Respir Crit Care Med 2011；**183**：788-824.
3）Raghu G, Rochwerg B, Zhang Y, et al：An Official ATS/ERS/JRS/ALAT Clinical Practice Guideline：Treatment of Idiopathic pulmonary fibrosis. An Update of the 2011 Clinical Practice Guideline. Am J Respir Crit Care Med 2015；**192**：e3-e19.
4）厚生労働科学研究費補助金難治性疾患政策研究事業 びまん性肺疾患に関する調査研究班，特発性肺線維症の治療ガイドライン作成委員会：特発性肺線維症の治療ガイドライン 2017，南江堂，東京，2017.

本ガイドラインの作成方法と読み方

診療ガイドライン（clinical practice guidelines）は，「健康に関する重要な課題について，医療利用者と提供者の意思決定を支援するために，システマティックレビューによりエビデンス総体を評価し，益と害のバランスを勘案して，最適と考えられる推奨を提示する文書」（日本医療機能評価機構 Minds「診療ガイドライン作成マニュアル 2020 ver. 3.0」）である．診療ガイドラインで示されている推奨は，現時点で利用可能な最善のエビデンスに基づき，さらに論文以外の必要な要因も考慮した慎重な議論によって得られたエキスパートのコンセンサスである．しかし，推奨はあくまでも一般論であり，個々の患者へ適用する・しないの決定は，患者の個別性・多様性，臨床家の専門的経験の蓄積，医療が提供される状況・環境を総合的に考慮し，現場の臨床医が責任をもって，そして必要な場合には患者・ご家族と十分な協議のうえで行うことが最も重要である．

■GRADEシステムについて

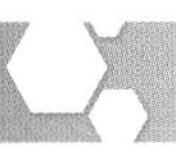

1. 概　要

GRADE（The Grading of Recommendations Assessment, Development and Evaluation）システムは，EBM の精緻な方法論と総意形成を併用した診療ガイドラインの作成手法であり，2004 年の British Medical Journal（BMJ）誌での発表以後，世界的に普及しつつある．GRADE システムではまず重要なアウトカムを設定し，システマティックレビューによりアウトカムごとのエビデンス総体（body of evidence）を明らかにし，その確実性（certainty）を判定する．そのために個々の研究論文を批判的に吟味したうえで，対象論文を横断的に捉え，アウトカムごとにまとめ直し，エビデンス総体を評価するというアプローチを採っている．推奨の強さは「強い/弱い」，方向は「する/しない」で示すが，エビデンス総体の確実性の評価と推奨の強さの決定を独立させ，「高い質のエビデンスから低い推奨」や「低い質のエビデンスから高い推奨」を導くことを可能としている．

2. システマティックレビューの結果と見方

GRADE システムに基づくエビデンス総体の確実性度の評価では，まずアウトカムごとに個々の論文のバイアスリスクを評価してエビデンステーブルを作成する．各アウトカムについて，ランダム化比較試験（RCT）に関しては「A 高（high）」から始めて，エビデンスの確実性を下げる 5 つの要因，すなわち①Limitation（研究の限界：研究の妥当性），②Inconsistency（非一貫性），③Indirectness（非直接性），④Imprecision（不正確さ），⑤Publication bias（出版バイアス）を考慮して判定を行う．観察研究の場合には「C 低（low）」から始まり，確実性を上げる 3 つの要因，①Effect（効果の大きさ），②Dose-dependent gradient（用量反応勾配），③Plausible confounder（効果を減弱させる交絡要因）を評価する．いずれも，エビデンス総体の確実性を以下の 4 段階で判断する．

A 高（high）：今後の研究で効果推定値への確信が変わる可能性は低い.
B 中（medium）：今後の研究で効果推定値への確信に重要な影響が及ぶ可能性が高く，推定値が変わる可能性がある.
C 低（low）：今後の研究で効果推定値への確信に重要な影響が及ぶ可能性が非常に高く，推定値が変わる可能性が高い.
D 非常に低（very low）：あらゆる効果推定値が不確実.

本ガイドラインではRCTが極めて限られており，エビデンステーブル，結果サマリー（summary of findings）は必ずしも標準的な形式にできていない．エビデンス総体の主たる部分になると思われる重要な個々の研究を中心に，その概要を記述した.

3. 推奨の作成手順

GRADEシステムでは，推奨を「介入による望ましい効果が望ましくない効果を上回るか下回るかについて，どの程度確信できるかを示すもの」と定義している．推奨の強さを左右する4要因として重要なアウトカム全般に関するエビデンス総体の確実性，益と害のバランス，患者の価値観や意向・希望，資源利用と費用対効果を考慮し，推奨決定では専門医だけではなく，関連する多職種，医療を受ける立場の人々も交えた学際的パネルによる総意形成が重視されている.

本ガイドラインでの推奨作成の具体的な過程はxv～xvii頁に記載した．今回のパネルは疾患の専門性の高さと疾病の予後などの臨床的特性から専門医のみで構成している．特発性肺線維症（IPF）の治療ガイドライン作成において，患者・家族やプライマリケア医の視点をどのように反映するのが適切かは大きな課題であり，今回は患者・ご家族に質問紙調査を行い，その結果を関係者で共有し，必要に応じて参照するように努めた．プライマリケア医のパネルへの参加については，次回以降のガイドライン改訂に向けて，引き続き検討課題としたい.

4. 推奨の見方

推奨の強さは「1　強い」「2　弱い」，方向は「行う」「行わない」の各2種類である.

本ガイドラインでは各クリニカルクエスチョン（CQ）に答える形で推奨文を提示し，推奨の強さとエビデンス総体の確実性を表記した.

例：**1A**（確実性の）高いエビデンス総体に基づく強い推奨
　　2D（確実性の）非常に低いエビデンス総体に基づく弱い推奨

なお，システマティックレビューの結果は「エビデンスの総体」であるが，本書では同義として「エビデンス」と記載している.

■GRADE システムの基準からみた本ガイドラインとその意義

以下に「GRADE システムを使用したことを明記するための基準を提案（2016-04 更新 https://www.gradeworkinggroup.org/)」に照らした本ガイドラインの自己評価を示す.

1. エビデンスの確実性（エビデンスの強さ・効果推定値の信頼性）は，GRADE working group の同じ定義を用いている. → **満たしている.**
2. エビデンスの確実性を評価するために，GRADE の各領域を明示的に考慮されている.
3. エビデンスの全体的な確実性は，重要なアウトカムごとに，GRADE working group の定義と一致した 4 または 3 カテゴリー（高・中・低・非常に低いなど）で評価すべきである. → **満たしている.**
4. エビデンスサマリーとエビデンスから決断への基準（evidence to decision criteria）は，エビデンスの確実性と推奨の強さを決める判断の基礎として使用される. 理想的には，エビデンスの確実性の評価にはシステマティックレビューに基づくエビデンスプロファイルが使用される. 最低限，評価したエビデンスと，そのエビデンスの特定法・評価法を明示する. → **最低限の要件は満たしている.**
5. 推奨の方向や強さ，または決定は GRADE の各基準を明示的に考慮して行う. 理想的には，GRADE の evidence to decision frameworks を用いて，検討したエビデンス，追加検討事項，判断（judgments）など透明性のある文書として残す. → **概ね満たしている.**
6. 推奨の強さは，2 つのカテゴリー（選択肢に賛成か反対か）と，強と弱・条件付きなど，GRADE working group と同じ定義（用語が異なる場合がある）で評価することが望ましい. → **満たしている.**

表 1 エビデンスの強さ

エビデンスの強さ	記号
高	A
中	B
低	C
非常に低	D

表 2 推奨の強さの用語

推奨の強さ	表現	数字
強い推奨	～する／しない ことを推奨する	1
弱い推奨	～する／しない ことを提案する	2

GRADE システムは 2004 年の発表以後，世界各国の多様な関係者による経験と議論の蓄積により方法論的な精緻化が進んでおり，その核心となる部分は確立しつつある．現時点で，その成果として明示されたのが上記の 6 基準といえる．GRADE working group が，これらの要件を必須と位置づけているが，基準 4 にみるように定型的なエビデンスプロファイル（テーブル）の作成は必ずしも必要条件とはされていない．またアメリカ医学研究所（Institute of Medicine）の報告書“Clinical Practice Guidelines We Can Trust”（2011 年）でも強調されたシステマティックレビュー・チームと推奨を決定するパネルの分業や，患者も含む学際的パネルによる総意形成も必須ではない．本ガイドラインの推奨決定に際しても参照した“Evidence to Decision（EtD）Frameworks”は有用で興味深いツールであり，現時点でその利用は必須とされていない．しかし Minds マニュアルにも収載されており今後普及が進むと思われる．GRADE システムは診療ガイドライン作成方法のフロントラインを開拓しているが，現在も発展途上であり，核心となる部分とともに努力目標と捉える課題や流動的な領域があるといえる．

厚生労働省の指定難病であり，十分な規模の質の高い臨床的エビデンスが限られている IPF の治療ガイドラインを GRADE システムで作成することは，前回と同様に臨床家にとって大きなチャレンジであった．しかし，このように先進的で幅広い視点を持つ診療ガイドライン作成方法を取り入れようとする努力は，高度な専門性を要する疾患の診療上の意思決定のあり方や臨床研究の方向性を問い直しへつながることは疑いない．Minds2020 の方法，そして GRADE システムを志向した本ガイドラインが，IPF 患者ケアの向上，診療体制の構築，臨床研究の推進に向けた起点として活用されることが期待される．

特発性肺線維症の治療ガイドライン改訂版 出版にあたって

ガイドライン作成組織

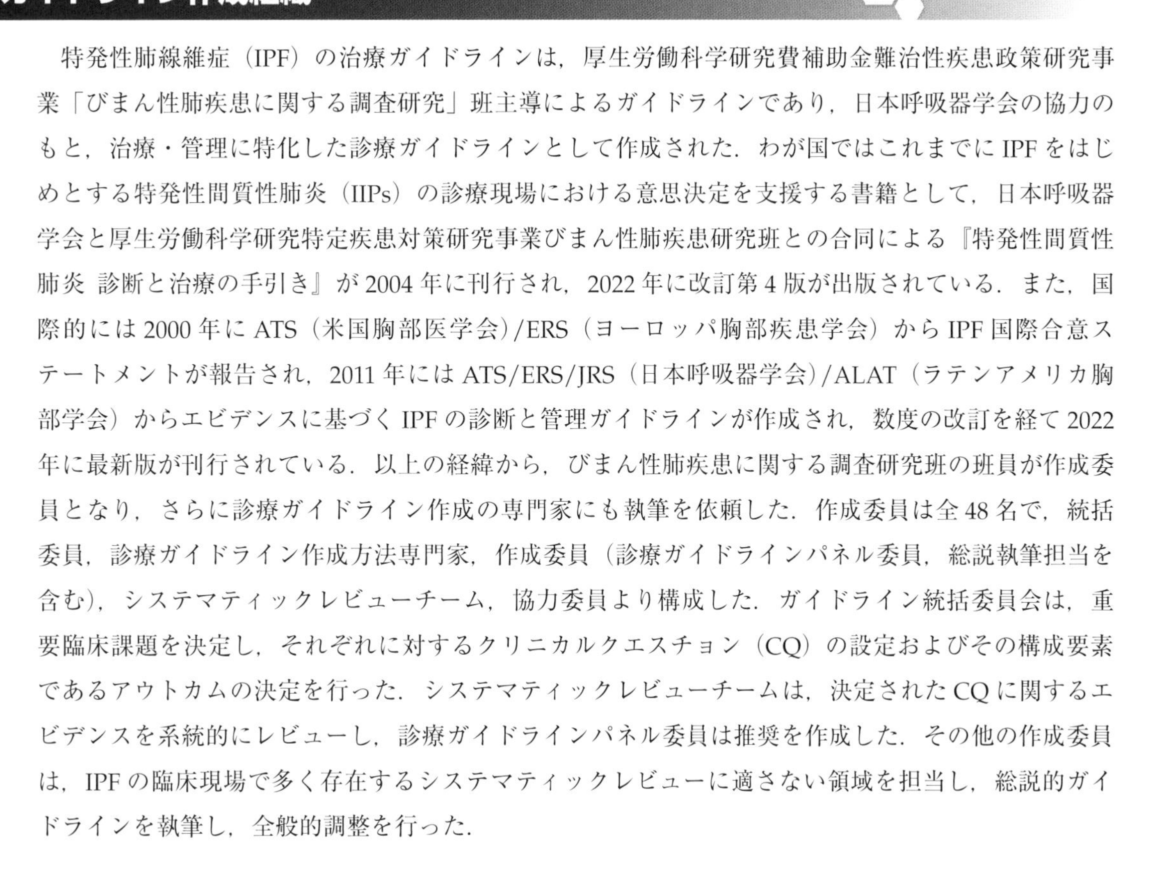

特発性肺線維症（IPF）の治療ガイドラインは，厚生労働科学研究費補助金難治性疾患政策研究事業「びまん性肺疾患に関する調査研究」班主導によるガイドラインであり，日本呼吸器学会の協力のもと，治療・管理に特化した診療ガイドラインとして作成された．わが国ではこれまでにIPFをはじめとする特発性間質性肺炎（IIPs）の診療現場における意思決定を支援する書籍として，日本呼吸器学会と厚生労働科学研究特定疾患対策研究事業びまん性肺疾患研究班との合同による『特発性間質性肺炎 診断と治療の手引き』が2004年に刊行され，2022年に改訂第4版が出版されている．また，国際的には2000年にATS（米国胸部医学会）/ERS（ヨーロッパ胸部疾患学会）からIPF国際合意ステートメントが報告され，2011年にはATS/ERS/JRS（日本呼吸器学会）/ALAT（ラテンアメリカ胸部学会）からエビデンスに基づくIPFの診断と管理ガイドラインが作成され，数度の改訂を経て2022年に最新版が刊行されている．以上の経緯から，びまん性肺疾患に関する調査研究班の班員が作成委員となり，さらに診療ガイドライン作成の専門家にも執筆を依頼した．作成委員は全48名で，統括委員，診療ガイドライン作成方法専門家，作成委員（診療ガイドラインパネル委員，総説執筆担当を含む），システマティックレビューチーム，協力委員より構成した．ガイドライン統括委員会は，重要臨床課題を決定し，それぞれに対するクリニカルクエスチョン（CQ）の設定およびその構成要素であるアウトカムの決定を行った．システマティックレビューチームは，決定されたCQに関するエビデンスを系統的にレビューし，診療ガイドラインパネル委員は推奨を作成した．その他の作成委員は，IPFの臨床現場で多く存在するシステマティックレビューに適さない領域を担当し，総説的ガイドラインを執筆し，全般的調整を行った．

ガイドライン作成の手順

1. ガイドライン作成作業の経過

2020年1月から作成を開始し，第1回統括委員会において改訂方針の決定，CQ案，アウトカム案について，検討を行った．この決定をもとに，第1回パネル会議で重要臨床課題，アウトカム，CQについて検討し，最終決定を行った．設定したCQの数は24であった．2021年5月からは作成委員（システマティックレビューチーム）による各CQに関する文献検討・選択・推奨文案の作成を開始し，2021年12月までに22のCQに対するシステマティックレビューチームからの推奨文案が提案された．2つのCQについては，文献からの推奨決定が困難と考えられ，エキスパートによる助言の形式とした．この提案を受け，2022年1月23日，30日，4月29日に作成委員（診療ガイドラインパネル委員）による推奨の強さ決定（第2回パネル会議）を開催し，最終推奨文案を決定した．なお，パネル会議への患者の参加が困難であったため，日本医療研究開発機構委託研究開発費難治性疾患実用化研究事業びまん性肺疾患に対するエビデンスを構築する新規戦略的研究班が主催した間質性肺炎/

肺線維症勉強会に参加した患者（のべ1,189人）を対象に実施した調査研究結果を反映させた．パネル会議終了後，会議の結果をもとに，作成委員が分担しGRADEシステムに基づく推奨文および補足する説明文の修正作業を開始した．2022年10月末日までに一次原稿の執筆作業を終了した，2022年11月に統括委員会を開催し，統括委員会による全体の原稿確認および修正を行った．その後2022年11月下旬には評価委員会による原稿評価と日本呼吸器学会ホームページ（会員限定サイト）を利用したパブリックコメント募集を行ったのち，2022年12月～2023年1月にかけて外部評価およびパブリックコメントに基づく原稿修正（最終原稿）を実施した．その後，初校・再校の校閲を行い，2023年4月に印刷・製本・刊行した．

2. 重要臨床課題の選択

前版の作成時に，びまん性肺疾患に関する調査研究班の班員のなかから選出された作成委員にアンケート調査を行い，重要臨床課題として「慢性期の治療」「急性増悪時の治療」「IPFを含むIP合併肺癌の治療」の3課題を選択した．改訂にあたり，日本呼吸器学会ホームページで新たな重要臨床課題CQを募集し，2020年1月の第1回統括委員会において，新たなCQ案，アウトカム案の検討を行い3月の第1回パネル会議で最終決定を行った．本改訂版においては前版の3課題に加え，「進行期の治療」,「IP合併肺高血圧の治療」が重要臨床課題として追加となった．

3. アウトカムの抽出

アウトカムの抽出と重要性の評価はCQの構成要素を考慮しながら，2020年1月に行った．重要臨床課題ごとにアウトカムをあげ，重要度評価の点数をつけ，パネル会議参加者全員の意見を修正デルファイ法で集約した．重要性の評価は「Minds診療ガイドライン作成マニュアル2020」を参考に，1～9の点数（7～9：意思決定として重大，4～6：意思決定には重要だが重大でない，1～3：患者には重要でない）をつけ，重大（7～9点）と選択した項目をアウトカムとして採用した．

4. クリニカルクエスチョン

診療ガイドラインの評価法として世界的に広く用いられているAGREEⅡ instrumentは評価項目のひとつとして「ガイドラインが取り扱う健康上の課題が具体的に記載されている」を求めている．近年の診療ガイドラインでは，EBMで用いられるPICO形式［どのようなpatientに，何をしたら（intervention），他の何と比べて（comparison），どのようなアウトカムがどのようになるか？（outcome)］を利用してCQを明示することが一般的となっている．本ガイドラインは，その方針に則り，作成委員会のなかの議論に基づいて最終的に24のCQを作成し，そのうち22のCQについて既存の文献のシステマティックレビューを実施した．

5. システマティックレビューでの論文採用基準，EtD Table作成までの経緯などについて

利用したデータベースは，PubMed，コクランライブラリー，医中誌であり，文献検索の対象期間はそれぞれ1946～2020年，1994～2020年，1997～2020年とした．既存のCQについては，2015年～2020年とした．対象とする言語は英語または日本語とし，研究デザインはランダム化比較試験（RCT）を優先し，それがない，または少ない場合には，比較（対照）群のある臨床試験として非ラ

ンダム化比較試験，比較群のある観察研究としてコホート研究まで広げて文献を検索し，それらもない場合には比較群をもたない症例集積（ケースシリーズ）を含めた．CQ ごとに文献検索を行い，電子的な検索の結果，得られた文献について上記の方針に沿って標題・抄録を確認し，本文を確認する文献を決定した．

各 CQ の推奨決定において重要と考えられる文献については，個別の文献の概要を抽出した．全体として RCT をはじめとする比較群のある文献が非常に限られていたため，エビデンス総体のまとめに際しては「診療ガイドラインのための GRADE システム」や「Minds 診療ガイドライン作成マニュアル 2020」で推奨される定量的な Summary of Findings（SoF）の形式での表示が困難であり，記述的なまとめを中心に行った．

パネル会議における推奨の決定に際しては，上記の作業の結果を踏まえ，重要なアウトカムに関するエビデンス総体の質（強さ），益と害のバランス，患者の価値観や意向・希望，コストや利用可能な資源の視点から，総合的に推奨の総意形成を行った．その過程で，Evidence to Decision（EtD）Table を適宜利用し，問題点の整理に役立てた．

本疾患は専門家が極めて限られており，通常の疾患の診療ガイドラインと同じ COI 基準で作成者を限定すると，専門家の経験や見識が診療ガイドラインに十分反映できなくなる懸念がある．当該委員の専門性の観点から，公正性を保つため COI 状況を開示し，当該委員は自身のバイアスを認識し，自制的な発言を行うこととして，議論・推奨決定に参加を得た．

6. 外部評価

本ガイドラインは，公開に先立ち本学会員，理事からの意見収集を行い，同時に草案全体について外部評価を受けた．外部評価にはガイドライン評価の国際標準ツール AGREE II を用いた．AGREE II は 6 領域 23 項目からなる鑑別項目と，全体評価からなっている．各項目 1～7 点で採点し，領域ごとに領域別スコアを算出する．評価者からのコメントについては，可能な限り本ガイドラインに反映させた．反映できなかったコメントについては，次回更新時に検討する予定である．また，公開後も学会ホームページなどを通じて，常時利用者からのフィードバックを受け，次回改訂時に活かす予定である．

ガイドライン作成資金

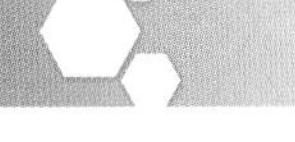

本ガイドライン作成に関する費用は，厚生労働科学研究費補助金難治性疾患政策研究事業「びまん性肺疾患に関する調査研究」班の調査研究費のみで作成した．

改訂予定

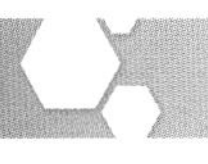

本ガイドラインは，新しい臨床試験などの結果を受けて，4～5 年ごとに改訂する予定である．ただし，重要な知見が得られた場合には，必要に応じて改訂時期の前倒しや部分改訂を検討する．

COI開示

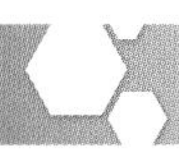

●COI（利益相反）について

一般社団法人日本呼吸器学会は，COI（利益相反）委員会を設置し，内科系学会とともに策定したCOI（利益相反）に関する当学会の指針ならびに細則に基づき，COI状態を適正に管理している（COI（利益相反）については，学会ホームページに指針・書式等を掲載している）．

〈利益相反開示項目〉該当する場合は具体的な企業名（団体名）を記載する．

A. 申告者の申告事項

1. 企業や営利を目的とした団体の役員，顧問職の有無と報酬額（1つの企業・団体からの報酬額が年間100万円以上）
2. 株の保有と，その株式から得られる利益（1つの企業の年間の利益が100万円以上，あるいは当該株式の5%以上を有する場合）
3. 企業や営利を目的とした団体から支払われた特許権使用料（1つの特許権使用料が年間100万円以上）
4. 企業や営利を目的とした団体から会議の出席（発表）に対し，研究者を拘束した時間・労力に対して支払われた日当（講演料など）（1つの企業・団体からの年間の講演料が合計50万円以上）
5. 企業や営利を目的とした団体がパンフレットなどの執筆に対して支払った原稿料（1つの企業・団体からの年間の原稿料が合計50万円以上）
6. 企業や営利を目的とした団体が提供する研究費（1つの企業・団体から医学系研究（治験，共同研究，受託研究など）に対して，申告者が実質的に使途を定めて取得した研究契約金の総額が年間100万円以上）
7. 企業や営利を目的とした団体が提供する奨学（奨励）寄付金（1つの企業・団体から，申告者個人または申告者が所属する講座・分野または研究室に対して，申告者が実質的に使途を決定し得る寄付金の総額が年間100万円以上）
8. 企業などが提供する寄付講座に申告者が所属している場合（申告者が実質的に使途を決定し得る寄付金の総額が年間100万円以上）
9. 研究とは直接無関係な旅行，贈答品などの提供（1つの企業・団体から受けた総額が年間5万円以上）

B. 申告者の配偶者，一親等内の親族，または収入・財産を共有する者の申告事項

1. 企業や営利を目的とした団体の役員，顧問職の有無と報酬額（1つの企業・団体からの報酬額が年間100万円以上）
2. 株の保有と，その株式から得られる利益（1つの企業の年間の利益が100万円以上，あるいは当該株式の5%以上を有する場合）
3. 企業や営利を目的とした団体から支払われた特許権使用料（1つの特許権使用料が年間100万円以上）

C. 申告者の所属する研究機関・部門の長にかかるinstitutional COI開示事項

1. 企業や営利を目的とした団体が提供する研究費（1つの企業・団体からの研究費が年間1000万円以上）
2. 企業や営利を目的とした団体が提供する寄附金（1つの企業・団体からの寄附金が年間200万円以上）
3. その他（株式保有，特許使用料，あるいは投資など）

〈利益相反事項の開示〉

氏名	参加者自身の申告事項							
			配偶者・一親等親族または収入・財産を共有する者についての申告事項			所属する組織・部門の長に関する申告事項（参加者が組織・部門の長と共同研究の立場にある場合）		
	A-1 顧問	A-2 株	A-3 特許	A-4 講演料	A-5 原稿料	A-6 研究費	A-7 奨学寄附金	—
	A-8 寄附講座	A-9 その他	B-1 顧問	B-2 株	B-3 特許	C-1 研究費	C-2 奨学寄附金	C-3 その他
須田　隆文	該当なし	該当なし	該当なし	アストラゼネカ株式会社，日本ベーリンガーインゲルハイム株式会社	該当なし	中外製薬株式会社，日本ベーリンガーインゲルハイム株式会社，ブリストル・マイヤーズスクイブ株式会社	塩野義製薬株式会社，中外製薬株式会社	—
	該当なし	該当なし	該当なし	該当なし	該当なし	該当なし	該当なし	該当なし
伊達　洋至	該当なし	該当なし	該当なし	コヴィディエンジャパン株式会社，ジョンソン・エンド・ジョンソン株式会社	該当なし	該当なし	株式会社アダチ，株式会社ホギメディカル，大鵬薬品工業株式会社	—
	該当なし	該当なし	該当なし	該当なし	該当なし	該当なし	該当なし	該当なし
坂東　政司	該当なし	該当なし	該当なし	アストラゼネカ株式会社，塩野義製薬株式会社，日本ベーリンガーインゲルハイム株式会社	該当なし	該当なし	該当なし	—
	該当なし	該当なし	該当なし	該当なし	該当なし	該当なし	該当なし	該当なし
本間　栄	該当なし	該当なし	該当なし	日本ベーリンガーインゲルハイム株式会社	該当なし	該当なし	該当なし	—
	塩野義製薬株式会社，中外製薬株式会社，帝人ファーマ株式会社，日本ベーリンガーインゲルハイム株式会社	該当なし	該当なし	該当なし	該当なし	該当なし	該当なし	該当なし
後藤　禎人	該当なし	該当なし	該当なし	該当なし	該当なし	該当なし	該当なし	—
	該当なし	該当なし	該当なし	該当なし	該当なし	該当なし	該当なし	該当なし
中山　健夫	該当なし	該当なし	該当なし	日本イーライリリー株式会社，ファイザー株式会社，ヤンセンファーマ株式会社	該当なし	I&H 株式会社，株式会社ココカラファイングループ，コニカミノルタ株式会社	株式会社キャンサースキャン，株式会社湯山製作所	—
	該当なし	該当なし	該当なし	該当なし	該当なし	該当なし	該当なし	該当なし
吾妻　安良太	該当なし	該当なし	該当なし	大鵬薬品工業株式会社，東レ株式会社，日本ベーリンガーインゲルハイム株式会社	該当なし	該当なし	該当なし	—
	該当なし	該当なし	該当なし	該当なし	該当なし	該当なし	該当なし	該当なし
井上　義一	該当なし	該当なし	該当なし	日本ベーリンガーインゲルハイム株式会社	該当なし	該当なし	該当なし	—
	該当なし	該当なし	該当なし	該当なし	該当なし	該当なし	該当なし	該当なし
小倉　高志	該当なし	該当なし	該当なし	塩野義製薬株式会社，日本ベーリンガーインゲルハイム株式会社	該当なし	該当なし	該当なし	—
	該当なし	該当なし	該当なし	該当なし	該当なし	該当なし	該当なし	該当なし
岸　一馬	該当なし	該当なし	該当なし	アストラゼネカ株式会社，小野薬品工業株式会社，中外製薬株式会社，日本ベーリンガーインゲルハイム株式会社	該当なし	MSD 株式会社，大鵬薬品工業株式会社，中外製薬株式会社	中外製薬株式会社，日本イーライリリー株式会社，日本ベーリンガーインゲルハイム株式会社	—
	該当なし	該当なし	該当なし	該当なし	該当なし	該当なし	該当なし	該当なし
弦間　昭彦	該当なし	該当なし	該当なし	アストラゼネカ株式会社，中外製薬株式会社，日本化薬株式会社	該当なし	該当なし	該当なし	—
	該当なし	該当なし	該当なし	該当なし	該当なし	該当なし	該当なし	該当なし
近藤　康博	該当なし	該当なし	該当なし	日本ベーリンガーインゲルハイム株式会社，ブリストル・マイヤーズスクイブ株式会社，ヤンセンファーマ株式会社	該当なし	該当なし	該当なし	—
	該当なし	該当なし	該当なし	該当なし	該当なし	該当なし	該当なし	該当なし
坂本　晋	該当なし	該当なし	該当なし	該当なし	該当なし	該当なし	該当なし	—
	該当なし	該当なし	該当なし	該当なし	該当なし	該当なし	該当なし	該当なし
上甲　剛	該当なし	該当なし	該当なし	日本ベーリンガーインゲルハイム株式会社	該当なし	該当なし	該当なし	—
	該当なし	該当なし	該当なし	該当なし	該当なし	該当なし	該当なし	該当なし
髙橋　和久	該当なし	該当なし	該当なし	MSD 株式会社，アストラゼネカ株式会社，中外製薬株式会社	該当なし	小野薬品工業株式会社，中外製薬株式会社，ブリストル・マイヤーズスクイブ株式会社	杏林製薬株式会社，サノフィ株式会社，大鵬薬品工業株式会社，中外製薬株式会社，帝人ファーマ株式会社，日本イーライリリー株式会社，日本ベーリンガーインゲルハイム株式会社，バイエル薬品株式会社	—
	該当なし	該当なし	該当なし	該当なし	該当なし	該当なし	該当なし	該当なし

氏名	参加者自身の申告事項							
			配偶者・一親等親族または収入・財産を共有する者についての申告事項			所属する組織・部門の長に関する申告事項（参加者が組織・部門の長と共同研究の立場にある場合）		
	A-1 顧問	A-2 株	A-3 特許	A-4 講演料	A-5 原稿料	A-6 研究費	A-7 奨学寄附金	—
	A-8 寄附講座	A-9 その他	B-1 顧問	B-2 株	B-3 特許	C-1 研究費	C-2 奨学寄附金	C-3 その他
千葉　弘文	該当なし	該当なし	該当なし	日本ベーリンガーインゲルハイム株式会社	該当なし	該当なし	該当なし	—
	該当なし	該当なし	該当なし	該当なし	該当なし	該当なし	該当なし	該当なし
富井　啓介	該当なし	該当なし	該当なし	アストラゼネカ株式会社，グラクソ・スミスクライン株式会社，帝人ヘルスケア株式会社，日本イーライリリー株式会社，日本ベーリンガーインゲルハイム株式会社	該当なし	該当なし	該当なし	—
	該当なし	該当なし	該当なし	該当なし	該当なし	該当なし	該当なし	該当なし
冨岡　洋海	該当なし	該当なし	該当なし	日本ベーリンガーインゲルハイム株式会社	該当なし	該当なし	該当なし	—
	該当なし	該当なし	該当なし	該当なし	該当なし	該当なし	該当なし	該当なし
西岡　安彦	該当なし	該当なし	該当なし	MSD 株式会社，アストラゼネカ株式会社，中外製薬株式会社，日本ベーリンガーインゲルハイム株式会社	該当なし	大鵬薬品工業株式会社，株式会社ティムス，中外製薬株式会社，株式会社ボナック	旭化成ファーマ株式会社，小野薬品工業株式会社，大鵬薬品工業株式会社，中外製薬株式会社，日本イーライリリー株式会社	—
	該当なし	該当なし	該当なし	該当なし	該当なし	該当なし	該当なし	該当なし
福岡　順也	該当なし	該当なし	該当なし	該当なし	該当なし	産業技術総合研究所，フューチャー株式会社	該当なし	—
	該当なし	該当なし	該当なし	該当なし	該当なし	該当なし	該当なし	該当なし
宮崎　泰成	該当なし	該当なし	該当なし	アストラゼネカ株式会社，日本ベーリンガーインゲルハイム株式会社	該当なし	該当なし	中外製薬株式会社，日本ベーリンガーインゲルハイム株式会社	—
	該当なし	該当なし	該当なし	該当なし	該当なし	該当なし	該当なし	該当なし
宮本　篤	該当なし	該当なし	該当なし	日本ベーリンガーインゲルハイム株式会社	該当なし	該当なし	該当なし	—
	該当なし	該当なし	該当なし	該当なし	該当なし	該当なし	該当なし	該当なし
山内　浩義	該当なし	該当なし	該当なし	該当なし	該当なし	該当なし	該当なし	—
	該当なし	該当なし	該当なし	該当なし	該当なし	該当なし	該当なし	該当なし
横山　彰仁	該当なし	該当なし	該当なし	アストラゼネカ株式会社，グラクソ・スミスクライン株式会社，サノフィ株式会社，日本ベーリンガーインゲルハイム株式会社，ノバルティスファーマ株式会社	該当なし	該当なし	該当なし	—
	該当なし	該当なし	該当なし	該当なし	該当なし	該当なし	該当なし	該当なし
吉野　一郎	該当なし	該当なし	該当なし	MSD 株式会社，アストラゼネカ株式会社，イントゥイティブサージカル合同会社，小野薬品工業株式会社，コヴィディエンジャパン株式会社，ジョンソン・エンド・ジョンソン株式会社，第一三共株式会社，大鵬薬品工業株式会社，中外製薬株式会社，日本イーライリリー株式会社	該当なし	該当なし	小野薬品工業株式会社，大鵬薬品工業株式会社，日本イーライリリー株式会社，ファイザー株式会社	—
	該当なし	該当なし	該当なし	該当なし	該当なし	該当なし	該当なし	該当なし
池田　慧	該当なし	該当なし	該当なし	アストラゼネカ株式会社，小野薬品工業株式会社，中外製薬株式会社，ファイザー株式会社，ブリストル・マイヤーズスクイブ株式会社	該当なし	該当なし	該当なし	—
	該当なし	該当なし	該当なし	該当なし	該当なし	該当なし	該当なし	該当なし
泉　信有	該当なし	該当なし	該当なし	日本ベーリンガーインゲルハイム株式会社	該当なし	東レ株式会社	該当なし	—
	該当なし	該当なし	該当なし	該当なし	該当なし	該当なし	該当なし	該当なし
磯部　和順	該当なし	該当なし	該当なし	該当なし	該当なし	該当なし	該当なし	—
	該当なし	該当なし	該当なし	該当なし	該当なし	該当なし	該当なし	該当なし
岡元　昌樹	該当なし	該当なし	該当なし	日本ベーリンガーインゲルハイム株式会社	該当なし	日本ベーリンガーインゲルハイム株式会社	該当なし	—
	該当なし	該当なし	該当なし	該当なし	該当なし	該当なし	該当なし	該当なし
片岡　健介	該当なし	該当なし	該当なし	日本ベーリンガーインゲルハイム株式会社	該当なし	該当なし	該当なし	—
	該当なし	該当なし	該当なし	該当なし	該当なし	該当なし	該当なし	該当なし
加藤　元康	該当なし	該当なし	該当なし	日本ベーリンガーインゲルハイム株式会社	該当なし	該当なし	該当なし	—
	該当なし	該当なし	該当なし	該当なし	該当なし	該当なし	杏林製薬株式会社，大鵬薬品工業株式会社，中外製薬株式会社	該当なし
喜舎場　朝雄	該当なし	該当なし	該当なし	該当なし	該当なし	該当なし	該当なし	—
	該当なし	該当なし	該当なし	該当なし	該当なし	該当なし	該当なし	該当なし

氏名	参加者自身の申告事項							
			配偶者・一親等親族または収入・財産を共有する者についての申告事項			所属する組織・部門の長に関する申告事項（参加者が組織・部門の長と共同研究の立場にある場合）		
	A-1 顧問	A-2 株	A-3 特許	A-4 講演料	A-5 原稿料	A-6 研究費	A-7 奨学寄附金	—
	A-8 寄附講座	A-9 その他	B-1 顧問	B-2 株	B-3 特許	C-1 研究費	C-2 奨学寄附金	C-3 その他
北村　英也	該当なし	該当なし	該当なし	該当なし	該当なし	該当なし	該当なし	—
	該当なし	該当なし	該当なし	該当なし	該当なし	該当なし	該当なし	該当なし
高　遼	該当なし	該当なし	該当なし	日本ベーリンガーインゲルハイム株式会社	該当なし	該当なし	該当なし	—
	該当なし	該当なし	該当なし	該当なし	該当なし	該当なし	該当なし	該当なし
坂入　祐一	該当なし	該当なし	該当なし	該当なし	該当なし	該当なし	該当なし	—
	該当なし	該当なし	該当なし	該当なし	該当なし	該当なし	該当なし	該当なし
佐々木　信一	該当なし	該当なし	該当なし	第一三共株式会社，日本ベーリンガーインゲルハイム株式会社	該当なし	該当なし	該当なし	—
	該当なし	該当なし	該当なし	該当なし	該当なし	該当なし	該当なし	該当なし
佐藤　寿彦	該当なし	該当なし	該当なし	ジョンソン・エンド・ジョンソン株式会社，株式会社ホギメディカル，リバーフィールド株式会社	該当なし	三洋化成工業株式会社	株式会社ホギメディカル	—
	該当なし	該当なし	該当なし	該当なし	該当なし	該当なし	該当なし	該当なし
澤田　哲郎	該当なし	該当なし	該当なし	該当なし	該当なし	該当なし	該当なし	—
	該当なし	該当なし	該当なし	該当なし	該当なし	該当なし	該当なし	該当なし
杉野　圭史	該当なし	該当なし	該当なし	日本ベーリンガーインゲルハイム株式会社	該当なし	該当なし	該当なし	—
	該当なし	該当なし	該当なし	該当なし	該当なし	該当なし	該当なし	該当なし
馬場　智尚	該当なし	該当なし	該当なし	アストラゼネカ株式会社，第一三共株式会社，日本ベーリンガーインゲルハイム株式会社	該当なし	該当なし	該当なし	—
	該当なし	該当なし	該当なし	該当なし	該当なし	該当なし	該当なし	該当なし
濱田　直樹	該当なし	該当なし	該当なし	該当なし	該当なし	日本ベーリンガーインゲルハイム株式会社	該当なし	—
	該当なし	該当なし	該当なし	該当なし	該当なし	該当なし	該当なし	該当なし
半田　知宏	該当なし	該当なし	該当なし	該当なし	該当なし	富士フイルム株式会社	該当なし	—
	帝人ファーマ株式会社	該当なし	該当なし	該当なし	該当なし	該当なし	該当なし	該当なし
藤澤　朋幸	該当なし	該当なし	該当なし	該当なし	該当なし	該当なし	該当なし	—
	該当なし	該当なし	該当なし	該当なし	該当なし	該当なし	該当なし	該当なし
峯岸　裕司	該当なし	該当なし	該当なし	該当なし	該当なし	該当なし	該当なし	—
	該当なし	該当なし	該当なし	該当なし	該当なし	該当なし	該当なし	該当なし
早稲田　優子	該当なし	該当なし	該当なし	日本ベーリンガーインゲルハイム株式会社	該当なし	該当なし	該当なし	—
	該当なし	該当なし	該当なし	該当なし	該当なし	該当なし	該当なし	該当なし
阿南　圭祐	該当なし	該当なし	該当なし	該当なし	該当なし	該当なし	該当なし	—
	該当なし	該当なし	該当なし	該当なし	該当なし	該当なし	該当なし	該当なし
内田　智絵	該当なし	該当なし	該当なし	該当なし	該当なし	該当なし	該当なし	—
	該当なし	該当なし	該当なし	該当なし	該当なし	該当なし	該当なし	該当なし
高橋　弘毅	該当なし	該当なし	該当なし	日本ベーリンガーインゲルハイム株式会社	該当なし	該当なし	該当なし	—
	該当なし	該当なし	該当なし	該当なし	該当なし	該当なし	該当なし	該当なし
田口　善夫	該当なし	該当なし	該当なし	日本ベーリンガーインゲルハイム株式会社	該当なし	該当なし	該当なし	—
	該当なし	該当なし	該当なし	該当なし	該当なし	該当なし	該当なし	該当なし
渡辺　憲太朗	該当なし	該当なし	該当なし	該当なし	該当なし	該当なし	該当なし	—
	該当なし	該当なし	該当なし	該当なし	該当なし	該当なし	該当なし	該当なし

目 次

略語一覧

AE	acute exacerbation	急性増悪
AIP	acute interstitial pneumonia	急性間質性肺炎
ARDS	acute respiratory distress syndrome	急性呼吸促迫症候群
ATS	American Thoracic Society	米国胸部医学会
BAL	bronchoalveolar lavage	気管支肺胞洗浄
COP	cryptogenic organizing pneumonia	特発性器質化肺炎
COPD	chronic obstructive pulmonary disease	慢性閉塞性肺疾患
CPFE	combined pulmonary fibrosis and emphysema	気腫合併肺線維症
CTD-ILD	connective tissue disease-associated interstitial lung disease	膠原病に伴う間質性肺疾患
DAD	difuse alveolar damage	びまん性肺胞傷害
DIP	desquamative interstitial pneumonia	剥離性間質性肺炎
DM	dermatomyositis	皮膚筋炎
ERS	European Respiratory Society	欧州呼吸器学会
FVC	forced vital capacity	努力肺活量
GER	gastroesophageal reflux	胃食道逆流
HRCT	high resoluition CT	高分解能 CT
IIPs	idiopathic interstitial pneumonias	特発性間質性肺炎
ILD	interstitial lung disease	間質性肺疾患
iLIP	idiopathic lymphocytic interstitial pneumonia	特発性リンパ球性間質性肺炎
iNSIP	idiopathic nonspecific interstitial pneumonia	特発性非特異性間質性肺炎
IP	interstitial pneumonia	間質性肺炎
IPAF	intestitial pneumonia with autoimmune features	自己免疫性疾患の特徴を伴う間質性肺炎
IPF	idiopathic pulmonary fibrosis	特発性肺線維症
iPPFE	idiopathic pleuroparenchymal fibroelastosis	特発性胸膜肺実質線維弾性症
LIP	lymphocytic interstitial pneumonia	リンパ球性間質性肺炎
MDD	multidisciplinary discussion	多分野による集学的検討
NPPV	noninvasive positive pressure ventilation	非侵襲的陽圧換気療法
NSCLC	non-small cell lung cancer	非小細胞肺癌
NSIP	nonspecific interstitial pneumonia	非特異性間質性肺炎
OP	orgarizing pneumonia	器質化肺炎
PF-ILD	progressive fibrosing interstitial lung disease	進行性線維化を伴う間質性肺疾患
PM	polymyositis	多発性筋炎
PMX	polymyxin B-immobilized fiber column	ポリミキシン（polymyxin）B 固定化線維
PPFE	pleuroparenchymal fibroelastosis	胸膜肺実質線維弾性症
RA	rheumatoid arthritis	関節リウマチ
RB-ILD	respiratory bronchiolitis-associated interstitial lung disease	呼吸細気管支炎を伴う間質性肺疾患
SCLC	small cell lung cancer	小細胞肺癌
SLB	surgical lung biopsy	外科的肺生検
SSc	systemic sclerosis	全身性硬化症
TBLB	transbronchial lung biopsy	経気管支肺生検
TBLC	transbronchial lung cryobiopsy	経気管支クライオ肺生検
UIP	usual interstitial pneumonia	通常型間質性肺炎

第Ⅰ章

クリニカルクエスチョンと推奨

クリニカルクエスチョン一覧

特発性肺線維症（IPF）治療におけるクリニカルクエスチョン（CQ）の位置付けを**図1**に示す．

慢性期

薬物療法

ステロイド単独療法（☞**CQ1**）
ステロイド＋免疫抑制薬併用療法（☞**CQ2**）
NAC 吸入の単独療法（☞**CQ3**）
ピルフェニドン単独療法（☞**CQ4**）
ニンテダニブ単独療法（☞**CQ5**）
ピルフェニドン＋NAC 吸入の併用療法（☞**CQ6**）
ピルフェニドン＋ニンテダニブの併用療法（☞**CQ7**）

非薬物療法

酸素療法（☞**CQ8-1**，**CQ8-2**）
呼吸リハビリテーション（☞**CQ9**）

急性増悪

ステロイド療法（パルス療法を含む）（☞**CQ10**）
免疫抑制薬（☞**CQ11**）
好中球エラスターゼ阻害薬（☞**CQ12**）
PMX-DHP 療法（☞**CQ13**）
リコンビナントトロンボモジュリン（☞**CQ14**）
抗線維化薬の新規投与（☞**CQ15**）
非侵襲的呼吸補助（HFNC，NPPV）（☞**CQ16**）

合併肺癌

外科治療（☞**CQ17**）
術後急性増悪の予防投薬（☞**CQ18**）
細胞傷害性抗がん薬（☞**CQ19**）
分子標的治療薬（☞**CQ20-1**，**CQ20-2**）
免疫チェックポイント阻害薬（☞**CQ21**）

肺高血圧症

肺血管拡張薬（☞**CQ22**）

進行期

オピオイド投与（症状緩和）（☞**CQ23**※GPP）
肺移植（☞**CQ24**※GPP）

図1　治療アルゴリズム

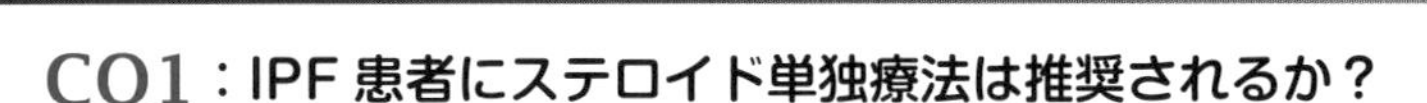

〈慢性期〉

CQ1：IPF 患者にステロイド単独療法は推奨されるか？

推奨文：慢性期の IPF 患者に対してステロイド単独療法を行わないことを推奨する.

推奨の強さ：1

エビデンスの強さ：D（非常に低）

CQ2：IPF 患者にステロイドと免疫抑制薬の併用療法は推奨されるか？

推奨文：慢性期の IPF 患者に対してステロイドと免疫抑制薬の併用療法を行わないことを推奨する.

推奨の強さ：1

エビデンスの強さ：C（低）

CQ3：IPF 患者に N-アセチルシステイン（NAC）吸入の単独療法は推奨されるか？

推奨文：慢性期の IPF 患者に対して N-アセチルシステイン（NAC）吸入の単独療法を行わないことを提案する.

推奨の強さ：2

エビデンスの強さ：C（低）

CQ4：IPF 患者にピルフェニドンは推奨されるか？

推奨文：慢性期の IPF 患者に対してピルフェニドンを投与することを提案する.

推奨の強さ：2

エビデンスの強さ：B（中）

CQ5：IPF 患者にニンテダニブは推奨されるか？

推奨文：慢性期の IPF 患者に対してニンテダニブを投与することを提案する.

推奨の強さ：2

エビデンスの強さ：B（中）

CQ6：IPF 患者にピルフェニドンと NAC 吸入の併用療法は推奨されるか？

推奨文：慢性期の IPF 患者に対してピルフェニドンと NAC 吸入の併用療法を行わないことを提案する.

推奨の強さ：2

エビデンスの強さ：B（中）

CQ7：IPF 患者にピルフェニドンとニンテダニブの併用療法は推奨されるか？

推奨文：慢性期の IPF 患者に対してピルフェニドンとニンテダニブの併用療法を行わないことを提案する.

推奨の強さ：2

エビデンスの強さ：D（非常に低）

CQ8-1：安静時低酸素血症を伴う IPF 患者に酸素療法は推奨されるか？

推奨文：安静時低酸素血症を伴う慢性期の IPF 患者に対して酸素療法を行うことを推奨する.

推奨の強さ：1

エビデンスの強さ：D（非常に低）

CQ8-2：労作時低酸素血症を伴う IPF 患者に酸素療法は推奨されるか？

推奨文：労作時低酸素血症を伴う慢性期の IPF 患者に対して酸素療法を行うことを提案する．

推奨の強さ：2

エビデンスの強さ：C（低）

CQ9：IPF 患者に呼吸リハビリテーションは推奨されるか？

推奨文：慢性期の IPF 患者に対して呼吸リハビリテーションを行うことを提案する．

推奨の強さ：2

エビデンスの強さ：B（中）

〈急性増悪〉

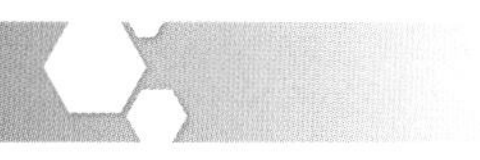

CQ10：IPF 急性増悪患者にパルス療法を含めたステロイド療法は推奨されるか？

推奨文：IPF 急性増悪患者に対してパルス療法を含めたステロイド療法を行うことを提案するが，一部の患者にはこの治療法が合理的な選択肢でない可能性がある．

推奨の強さ：2

エビデンスの強さ：D（非常に低）

CQ11：IPF 急性増悪患者に免疫抑制薬は推奨されるか？

推奨文：IPF 急性増悪患者に対して免疫抑制薬を投与しないことを提案するが，一部の患者にはこの治療法が合理的な選択肢である可能性がある．

推奨の強さ：2

エビデンスの強さ：C（低）

CQ12：IPF 急性増悪患者に好中球エラスターゼ阻害薬は推奨されるか？

推奨文：IPF 急性増悪患者に対して好中球エラスターゼ阻害薬を投与しないことを提案する．

推奨の強さ：2

エビデンスの強さ：D（非常に低）

CQ13：IPF 急性増悪患者に PMX-DHP 療法は推奨されるか？

推奨文：IPF 急性増悪患者に対して PMX-DHP 療法を行わないことを提案するが，一部の患者にはこの治療法が合理的な選択肢である可能性がある．

推奨の強さ：2

エビデンスの強さ：C（低）

CQ14：IPF 急性増悪患者にリコンビナントトロンボモジュリンは推奨されるか？

推奨文：IPF 急性増悪患者に対してリコンビナントトロンボモジュリンを投与しないことを提案する．

推奨の強さ：2

エビデンスの強さ：B（中）

CQ15：IPF 急性増悪患者に抗線維化薬を新たに投与することは推奨されるか？

推奨文：IPF 急性増悪患者に対して抗線維化薬を新たに投与しないことを提案する．

推奨の強さ：2

エビデンスの強さ：D（非常に低）

CQ16：IPF 急性増悪患者に高流量鼻カニュラ（HFNC）酸素療法および非侵襲的陽圧換気療法（NPPV）は推奨されるか？

推奨文：IPF 急性増悪患者に対して非侵襲的呼吸補助（HFNC，NPPV）を行うことを提案するが，一部の患者にはこの治療法が合理的な選択肢でない可能性がある．

推奨の強さ：2

エビデンスの強さ：D（非常に低）

〈合併肺癌〉

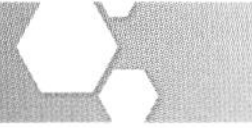

CQ17：IPF を含む IP 合併肺癌患者に外科治療は推奨されるか？

推奨文：IPF を含む IP 合併肺癌患者に対して外科治療を行うことを提案するが，一部の患者にはこの治療法が合理的な選択肢でない可能性がある．

推奨の強さ：2

エビデンスの強さ：C（低）

CQ18：IPF を含む IP 合併肺癌患者に術後急性増悪の予防投薬は推奨されるか？

推奨文：IPF を含む IP 合併肺癌患者に対して術後急性増悪の予防投薬を行わないことを提案するが，一部の患者にはこの治療法が合理的な選択肢である可能性がある．

推奨の強さ：2

エビデンスの強さ：C（低）

CQ19：IPF を含む IP 合併肺癌患者に細胞傷害性抗がん薬は推奨されるか？

推奨文：IPF を含む IP 合併肺癌患者に対して細胞傷害性抗がん薬を投与することを提案するが，一部の患者にはこの治療法が合理的な選択肢でない可能性がある．

推奨の強さ：2

エビデンスの強さ：C（低）

CQ20-1：IPF を含む IP 合併肺癌患者に血管新生阻害に関与する分子標的治療薬は推奨されるか？

推奨文：IPF を含む IP 合併肺癌患者に対して血管新生阻害に関与する分子標的治療薬を投与することを提案するが，一部の患者にはこの治療法が合理的な選択肢でない可能性がある．

推奨の強さ：2

エビデンスの強さ：D（非常に低）

CQ20-2：IPF を含む IP 合併肺癌患者にドライバー遺伝子変異に対する分子標的治療薬は推奨されるか？

推奨文：IPF を含む IP 合併肺癌患者に対してドライバー遺伝子変異に対する分子標的治療薬を投与しないことを提案または推奨する．

推奨の強さ：現段階では，推奨の強さについては結論づけない．

エビデンスの強さ：D（非常に低）

CQ21：IPF を含む IP 合併肺癌患者に免疫チェックポイント阻害薬は推奨されるか？

推奨文：IPF を含む IP 合併肺癌患者に対して免疫チェックポイント阻害薬を投与しないことを提案するが，一部の患者にはこの治療法が合理的な選択肢である可能性がある．

推奨の強さ：2

エビデンスの強さ：D（非常に低）

〈肺高血圧症〉

CQ22：IPF に合併した肺高血圧症に肺血管拡張薬は推奨されるか？

推奨文：IPF に合併した肺高血圧症に肺血管拡張薬を投与しないことを提案するが，一部の患者にはこの治療法が合理的な選択肢である可能性がある．

推奨の強さ：2

エビデンスの強さ：A（高）

〈進行期〉

CQ23：呼吸困難を伴う IPF 患者の症状緩和にオピオイドは推奨されるか？

エキスパートコンセンサスに基づいたアドバイス：適応・効果判定・副作用対策に十分に留意したうえでの使用を助言する．

CQ24：IPF 患者に肺移植は推奨されるか？

エキスパートコンセンサスに基づいたアドバイス：絶対的禁忌がない IPF 患者に対して，条件が整っている場合，肺移植を検討することを助言する．

慢性期

CQ1 IPF 患者にステロイド単独療法は推奨されるか？

推奨文	推奨の強さ	エビデンスの強さ
慢性期の IPF 患者に対してステロイド単独療法を行わないことを推奨する.	1	D（非常に低）

背景

最も重要な線維化の進行防止に対して，ステロイドが有効とされた時代があったが，ステロイドに反応を示す非特異性間質性肺炎（nonspecific interstitial pneumonia：NSIP）の症例が含まれていた可能性がある．現在の国際ガイドライン[1]では，IPF と NSIP は区別されていること，病態において肺の線維化は，慢性炎症自体に起因するものではなく，繰り返す肺胞上皮傷害と異常な創傷治癒の結果として線維化が進行していくことが明らかとなったため[2]，抗炎症作用を有する薬剤よりも抗線維化薬の導入が必要であると考えられるようになったこと，ステロイド単独投与の効果が一過性で生存率の改善に寄与しなかったこと[3]，ステロイドの減量中に急性増悪を引き起こす可能性があること[4]などから，現在，原則的に IPF 患者に対してステロイドの単独投与は行わない．

エビデンスのまとめ

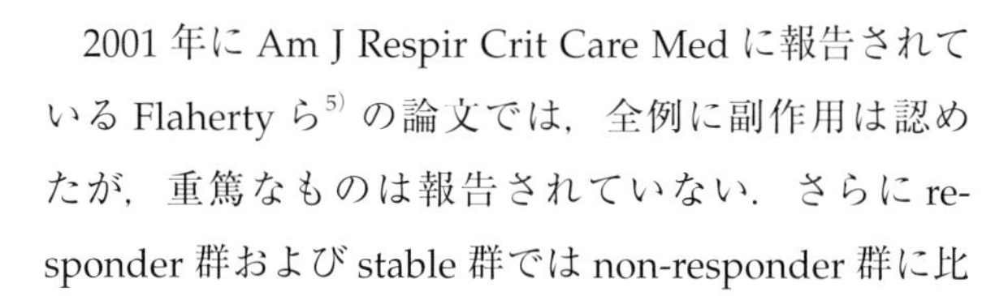

2001 年に Am J Respir Crit Care Med に報告されている Flaherty ら[5]の論文では，全例に副作用は認めたが，重篤なものは報告されていない．さらに responder 群および stable 群では non-responder 群に比べて有意に生存率が高かった（$p<0.001$）．しかしながら，試験デザインは前向きであったが，placebo-controlled study ではなかった．さらに，ステロイドが有効であった患者のなかには，IPF 以外の疾患が含まれていた可能性が高い．その後，2003 年のコクラン・レビューでは，過去の関連論文すべてにおいて，IPF 患者におけるステロイド単独投与の明らかな有効性は見出すことはできなかった[3]．以降，IPF の診断が曖昧な報告や免疫抑制薬等との併用効果に関する報告は散見されたものの，ステロイド単独療法の有効性を支持する論文は報告されていない．

結論

以上のように有効性のエビデンスが乏しいこと，ならびに安全性の担保が乏しいことから，ガイドライン作成委員会は，慢性期の IPF 患者に対してステロイド単独療法を行わないことを推奨する（**推奨の強さ 1** **エビデンスの強さ D**）と判断した．

注釈

ただし，緩和医療的側面（呼吸困難感の軽減目的）での使用や，間質性肺炎の診断に精通した臨床医，放射線画像診断医，病理医による集学的検討（multidisciplinary discussion：MDD）が行われても，fibrotic NSIP や病理組織学的に UIP パターンとその他のパターンが混在する非典型的な IPF あるいは分類不能型間質性肺炎[6]，膠原病の可能性を否定しきれない interstitial pneumonia with autoimmune features（IPAF）[7] などとの鑑別が困難な症例も存在することなどから，一部の患者には主観的効果を優先して投与を試みることが合理的な症例も含まれると考える．

《文献》

1）Raghu G, Remy-Jardin M, Myers JL, et al：Diagnosis of Idiopathic Pulmonary Fibrosis. An Official ATS/ERS/JRS/ALAT Clinical Practice Guideline. Am J Respir Crit Care Med 2018；**198**：e44-e68.

2）Gross TJ, Hunninghake GW：Idiopathic pulmonary fibrosis. N Engl J Med 2001；**345**：517.

3）Richeldi L, Davies HR, Ferrara G, et al：Corticosteroids for idiopathic pulmonary fibrosis. Cochrane Database Syst Rev 2003：CD002880.

4）吉村邦彦，中谷龍王，中森画譜，ほか：特発性間質性肺炎の急性増悪に関する臨床的検討ならびに考察．日胸疾会誌 1984；**22**：1012-1020.

5）Flaherty KR, Toews GB, Lynch JP III, et al：Steroids in idiopathic pulmonary fibrosis：a prospective assessment of adverse reactions, response to therapy, and survival. Am J Med 2001；**110**：278-282.

6）Wiertz IA, Wuyts WA, van Moorsel CHM, et al：Unfavourable outcome of glucocorticoid treatment in suspected idiopathic pulmonary fibrosis. Respirology 2018；**23**：311-317.

7）Fischer A, et al：An official European Respiratory Society/American Thoracic Society research statement：interstitial pneumonia with autoimmune features. Eur Respir J 2015；**46**：976-987.

慢性期

CQ2 IPF 患者にステロイドと免疫抑制薬の併用療法は推奨されるか？

推奨文	推奨の強さ	エビデンスの強さ
慢性期の IPF 患者に対してステロイドと免疫抑制薬の併用療法を行わないことを推奨する．	1	C（低）

背景

2000 年の ATS/ERS consensus statement[1] では，IPF の治療としてステロイドと免疫抑制薬［アザチオプリン（AZA），シクロホスファミド（CPA）］の併用を暫定的に推奨してきた．わが国の『特発性間質性肺炎 診断と治療の手引き』[2] においても，同併用療法を基本とした．しかしながら，その後，同併用療法が実際に慢性期の IPF に効果を示すエビデンスを構築することはできず，ステロイドや免疫抑制薬の限界が明らかになってきたため，2011 年の ATS/ERS/JRS（Japanese Respiratory Society）/ALAT（Latin American Thoracic Association）の IPF 国際ガイドライン[3] では，強く推奨しない治療と明記されるにいたった．この国際ガイドライン出版を受けて，わが国の『特発性間質性肺炎 診断と治療の手引き』改訂第 2 版の改訂作業が行われ，2016 年発行された改訂第 3 版では薬物療法に関する記述は国際ガイドラインとほぼ同様の記載となり，さらに「ステロイドや免疫抑制薬は基本的には用いない」とはっきりと記載されるにいたった．

エビデンスのまとめ

1991 年の Raghu ら[4] の論文は，少数例を対象としたものではあるものの，前向き placebo-controlled study であり，ステロイドと免疫抑制薬（アザチオプリン）の併用療法が有効であったと報告している．しかしながら，これは年齢補正を行った結果であり，IPF 以外の疾患が含まれている可能性が高い．また，2009 年，Roig ら[5] は，IPF 患者を対象にステロイドと静注 CPA の併用療法の有効性を明らかにする目的で，ステロイドと AZA の併用群と前向きに比較検討した．その結果，ステロイドと静注 CPA の併用療法群で有意に 36 ヵ月後の生存率が改善していた．しかしながら，この試験はコントロール群の設定がなく，呼吸機能の低下（FVC や DLco）に両群間で差が認められなかったことから，生存率改善の理由が不明である．現在のところステロイドと免疫抑制薬の併用療法の有効性を確実に証明した大規模試験は存在しない．2004 年，Collard ら[6] は，1984～2002 年に IPF と診断を受けた患者のうち，年齢およびベースライン %FVC で傾向スコアマッチにより抽出された 164 例（治療群，無治療群ともに 82 例）を対象に，ステロイドと CPA の併用療法の有効性について ITT 解析による後ろ向き検討を行った．その結果，生存期間の中央値は治療群1,431日，無治療群1,665日（$p=0.58$）で両群間に差は認められなかった．Miyazakiら[7]はIPF（主に重症度Ⅲ度）を対象に，少量ステロイドとシクロスポリン（CsA）の併用療法の有効性と安全性をステロイドとCPA併用療法を対照として多施設共同無作為化並行群間比較試験を行ったところ，48週後のFVC変化量（CsA群 vs. CPA群）は－0.078 L vs. －0.087 L（$p=0.85$）で，48週後における全生存率に有意な差は認められなかった．

結　論

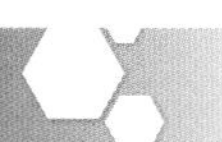

以上のようにエビデンスが乏しいことから，ガイドライン作成委員会は，慢性期のIPF患者に対してステロイドと免疫抑制薬の併用療法を行わないことを推奨する（**推奨の強さ1** **エビデンスの強さC**）と判断した．

注　釈

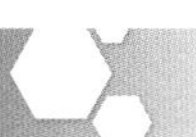

ただし，間質性肺炎の診断に精通した臨床医，放射線画像診断医，病理医による集学的検討（multidisciplinary discussion：MDD）が行われても fibrotic NSIPや病理組織学的にUIPパターンとその他のパターンが混在する分類不能型間質性肺炎，膠原病の可能性を否定しきれない interstitial pneumonia with autoimmune features（IPAF）[8]などとの鑑別が困難な症例も存在することなどから，一部の患者には合理的な選択肢になりうる．ただし，感染を助長する場合があることから積極的には勧められない．また，プレドニゾロン＋アザチオプリン＋N-アセチルシステイン（NAC）併用群（併用療法群），NAC単独群，プラセボ群によるランダム化二重盲検プラセボ対照試験[9]の結果では，中間解析の時点（併用療法群77例，プラセボ群78例）で，併用療法群ではプラセボ群と比較して死亡率と入院率が上昇していたため，NACを含むステロイドと免疫抑制薬による併用療法に臨床的利益を見出すことはできないと考えられる．

《文献》

1）American thoracic society：Idiopathic pulmonary fibrosis：diagnosis and treatment. International consensus statement. American Thoracic Society（ATS）, and the European Respiratory Society（ERS）. Am J Respir Crit Care Med 2000；**161**：646-664.
2）日本呼吸器学会びまん性肺疾患　診断・治療ガイドライン作成委員会（編）：特発性間質性肺炎 診断と治療の手引き，第2版，南江堂，東京，2011.
3）Raghu G, Collard HR, Egan JJ, et al：ATS/ERS/JRS/ALAT Committee on Idiopathic Pulmonary Fibrosis. An official ATS/ERS/JRS/ALAT statement：idiopathic pulmonary fibrosis：evidence-based guidelines for diagnosis and management. Am J Respir Crit Care Med 2011；**183**：788-824.
4）Raghu G, Depaso WJ, Cain K, et al：Azathioprine combined with prednisone in the treatment of idiopathic pulmonary fibrosis：a prospective double-blind, randomized, placebo-controlled clinical trial. Am Rev Respir Dis 1991；**144**：291-296.
5）Roig V, Herrero Á, Arroyo-Cózar M, et al：Comparative study of oral azathioprine and intravenous cyclophosphamide pulses in the treatment of idiopathic pulmonary fibrosis. Arch Bronconeumol 2010；**46**：15-19.
6）Collard HR, Ryu JH, Douglas WW, et al：Combined corticosteroid and cyclophosphamide therapy does not alter survival in idiopathic pulmonary fibrosis. Chest 2004；**125**：2169-2174.
7）Miyazaki Y, Azuma A, Inase N, et al：Cyclosporine A combined with low-dose corticosteroid treatment in patients with idiopathic pulmonary fibrosis. Respir Investig 2015；**53**：288-295.
8）Fischer A, Antoniou KM, Brown KK, et al：An official European Respiratory Society/American Thoracic Society research statement：interstitial pneumonia with autoimmune features. Eur Respir J 2015；**46**：976-987.
9）Idiopathic Pulmonary Fibrosis Clinical Research Network, Raghu G, Anstrom KJ, et al：Prednisone, azathioprine, and N-acetylcysteine for pulmonary fibrosis. N Engl J Med 2012；**366**：1968-1977.

慢性期

CQ3 IPF 患者に N-アセチルシステイン（NAC）吸入の単独療法は推奨されるか？

推奨文	推奨の強さ	エビデンスの強さ
慢性期の IPF 患者に対して N-アセチルシステイン（NAC）吸入の単独療法を行わないことを提案する.	2	C（低）

背 景

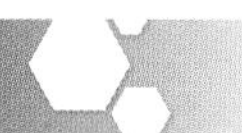

N-アセチルシステイン（N-acetylcysteine：NAC）は末梢気腔における抗酸化物質であるグルタチオンの前駆物質であり，活性酸素種のスカベンジャーとして作用する．IPF の病態形成に活性酸素種による肺障害が指摘されており，NAC の抗酸化活性が注目されてきた.

エビデンスのまとめ

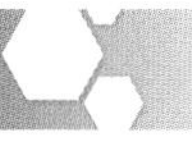

IPF 患者における NAC 吸入の単独療法は，2 件のランダム化比較試験（RCT）で評価した[1,2].

1 つ目の試験は単施設前向き非盲検ランダム化試験であり[1]，30 例の IPF 患者を，NAC 吸入群（176 mg 1 日 2 回），対照群（ブロムヘキシン 2 mg 1 日 2 回吸入）にランダムに割り付け，非盲検化で 12 ヵ月間吸入した．評価は 2 群におけるベースラインと 12 ヵ月後の変化によってなされ，プライマリーエンドポイントは呼吸機能検査，セカンダリーエンドポイントは 6 分間歩行試験，HRCT 所見，血清 KL-6 値，健康関連 QOL の結果が採用された．各群に割り付けられた 15 例ずつのうち，12 ヵ月後の評価が可能であったのは NAC 吸入群で 10 例，対照群で 12 例であった．プライマリーエンドポイントである呼吸機能の変化量（% VC および % DLco）は両群で有意差を認めなかった（% VC：NAC 群 −7.2% ± 4.6%，対照群 −9.6% ± 4.2 %，% DLco：NAC 群 −10.7 % ± 6.7 %，対照群 −9.6 % ± 6.2 %）．6 分間歩行距離，健康関連 QOL に関しても両群で有意差はみられなかったが，NAC 群において 6 分間歩行試験での最低 SpO_2 の低下の抑制，血清 KL-6 値の低下，HRCT でのすりガラス影のスコアの改善が有意にみられた．試験では生存率を評価指標においていなかったが，12 ヵ月間で両群とも 2 例ずつの呼吸不全による死亡がみられた.

2 つ目の RCT は[2]，本邦における重症度 I あるいは II 度かつ 6 分間歩行時の最低 SpO_2 が 90% 以上の軽症から中等症の IPF 患者を対象とした多施設共同試験で，NAC 吸入群（352.4 mg 1 日 2 回）と対照群（無治療）に割り付けた．プライマリーエンドポイントは FVC のベースラインから 48 週後の変化量，セカンダリーエンドポイントは 6 分間歩行試験における最低 SpO_2，歩行距離，呼吸機能諸指標，血清マーカー（KL-6，SP-D，SP-A），HRCT における進行度（蜂巣肺，網状影，すりガラス影の悪化），呼吸困難などの症状の変化に設定した．最大解析対象集団（FAS）の NAC 吸入群 44 例，対照群 46 例のうち，最終評価可能であったのは両群とも 38 例であった．48 週後の

FVC 低下量は吸入群で 90 mL±300 mL，対照群で 150 mL±200 mL と，NAC 吸入群で良好な傾向が認められるものの有意差は認めなかった（p=0.266）．FVC 以外の呼吸機能検査の諸指標，HRCT 所見，血清マーカー，呼吸困難の変化および有害事象に関しても両群に有意差を認めなった．ベースライン時の％FVC が 95％未満の症例あるいは，％DLco が 55％未満の症例で FVC の低下抑制が NAC 吸入群で統計学的に有意となっているが，事後解析でかつ症例数が限られたなかでの解析結果である．なお，この試験においては 48 週の経過中に両群とも死亡はみられていない．

上記の 2 試験とも症例数の少ない小規模研究で，盲検化もされていない．NAC 吸入の単独療法による生存に関する有意な利益は不明で（信頼性は低），肺活量や肺拡散能の低下に対する有意な抑制もみられなかった（信頼性は中）．また NAC 吸入による有害事象の有意な増加もみられなかった（信頼性は中）．

結　論

以上のようなエビデンスに基づき，ガイドライン作成委員会は，慢性期の IPF 患者に対して NAC 吸入の単独療法を行わないことを提案する（**推奨の強さ 2** **エビデンスの強さ C**）と判断した．

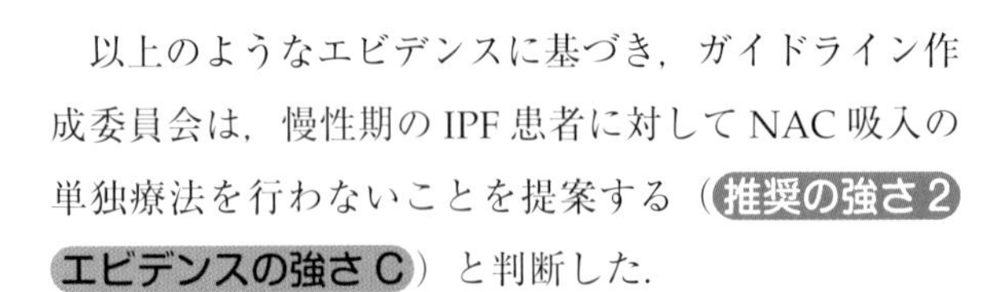

注　釈

IPF に対する NAC 吸入療法はわが国独自の治療法であり，単独吸入療法に関するエビデンスはわが国からの報告のみである．RCT は採用した 2 試験のみであり，症例数が少なく，非盲検下で行われており，クリニカルクエスチョンに対するエビデンスの信頼性は低く，かつ NAC 吸入の単独療法の有用性は示されていない．事後解析の結果を受けて，前版のガイドラインでは「少数の患者にはこの治療法が合理的な選択肢である可能性がある」とステートメントに付記されていたが，本版作成時点までに追加報告はなく，本邦でのピルフェニドン併用下での NAC 吸入療法[3]，海外での NAC 内服療法[4,5]で NAC の有用性を示すことはできていないことも鑑みて，本版では割愛した．海外では経口 NAC 療法が，*TOLLIP* 遺伝子（rs3750920）のマイナーアレルである TT ゲノタイプを有する IPF 患者で有効である可能性が示されており[6]，今後は NAC 吸入療法が有効性を示すフェノタイプの同定に向けた臨床研究の実施が望まれる．

《文献》

1）Tomioka H, Kuwata Y, Imanaka K, et al：A pilot study of aerosolized N-acetylcysteine for idiopathic pulmonary fibrosis. Respirology 2005；**10**：449-455.
2）Homma S, Azuma A, Taniguchi H, et al：Efficacy of inhaled N-acetylcysteine monotherapy in patients with early stage idiopathic pulmonary fibrosis. Respirology 2012；**17**：467-477.
3）Sakamoto S, Kataoka K, Kondoh Y, et al：Pirfenidone plus inhaled N-acetylcysteine for idiopathic pulmonary fibrosis：a randomised trial. Eur Respir J 2021；**57**：2000348
4）Idiopathic Pulmonary Fibrosis Clinical Research N, Martinez FJ, de Andrade JA, Anstrom KJ, et al：Randomized trial of acetylcysteine in idiopathic pulmonary fibrosis. N Engl J Med 2014；**370**：2093-2101.
5）Behr J, Bendstrup E, Crestani B, et al：Safety and tolerability of acetylcysteine and pirfenidone combination therapy in idiopathic pulmonary fibrosis：a randomised, double-blind, placebo-controlled, phase 2 trial. Lancet Respir Med 2016；**4**：445-453.
6）Oldham JM, Ma SF, Martinez FJ, et al：*TOLLIP*, *MUC5B*, and the Response to *N*-Acetylcysteine among Individuals with Idiopathic Pulmonary Fibrosis. Am J Respir Crit Care Med 2015；**192**：1475-1482.

慢性期

CQ4 IPF 患者にピルフェニドンは推奨されるか？

推奨文	推奨の強さ	エビデンスの強さ
慢性期の IPF 患者に対してピルフェニドンを投与することを提案する.	2	B (中)

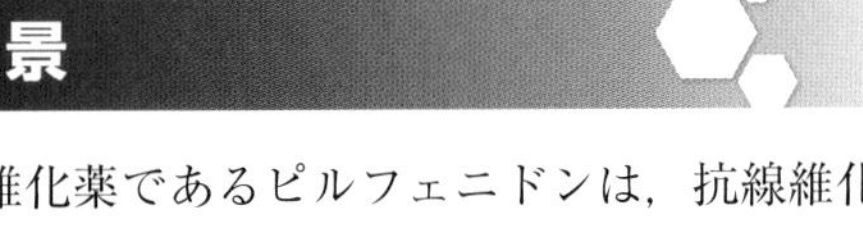

背 景

抗線維化薬であるピルフェニドンは，抗線維化活性のみならず抗炎症作用など多様な活性を併せ持つ経口薬である．線維化形成に関与する増殖因子（TGF-β_1，bFGF，PDGF）の産生抑制を示すほか，線維芽細胞増殖抑制作用やコラーゲン産生抑制作用を有する．さらに炎症性サイトカイン（TNF-α，IL-1，IL-6 など）の抑制と抗炎症性サイトカイン（IL-10）の産生を惹起する．これらの多様な作用機序により肺の線維化を低減させる．

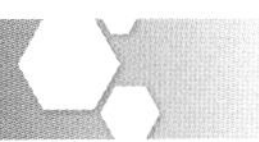

エビデンスのまとめ

慢性期の IPF 治療におけるピルフェニドンの有用性については，4 本の論文で報告された 5 件のランダム化比較試験（RCT）で評価された[1~4]．これらにはわが国からの報告である比較的小規模な RCT 2 件と，国際共同試験による大規模な RCT 3 件（論文 2 本）を含む．

本邦における RCT 2 件は，呼吸機能検査で軽症～中等症の IPF 患者を対象としている[1,2]．

1. 多施設共同ランダム化二重盲検比較試験（国内第Ⅱ相臨床試験）

トレッドミルを用いた 6 分間定速歩行試験時の酸素飽和度（SpO_2）最低値の変化を主要アウトカムとして，107 例を対象にピルフェニドン投与群 72 例，プラセボ投与群 35 例に割り付けた[1]．49 週間の試験期間を予定していたが，6 ヵ月目の中間解析時点で，副次的アウトカムの 1 つだった急性増悪がプラセボ群でより多く発現することが認められたため，早期に中止された．同様にデータセットは不完全となったが，主要評価項目となった 6 分間定速歩行試験中の SpO_2 最低値の変化は，ピルフェニドン投与群 0.46%，プラセボ投与群 −1.59% と有意な低下抑制が認められた（$p=0.031$）．またピルフェニドンは 9 ヵ月後の肺活量（VC）減少を有意に抑制した（ピルフェニドン投与群 −30 mL，プラセボ投与群 −130 mL，$p=0.037$）．さらに 9 ヵ月間での急性増悪の発生頻度は，ピルフェニドン投与群で有意に少なく（$p=0.003$），Chronic Respiratory Disease Questionnaire（CRQ）を用いた QOL 評価では両群に有意差はなかった（$p=0.87$）．また有害事象の発生はピルフェニドン投与群で有意に多く（$p=0.04$），頻度が多いのは光線過敏症や食思不振だった．

2. 多施設共同ランダム化二重盲検比較試験（国内第Ⅲ相臨床試験）

IPF患者のなかでも安静時SpO_2と6分間定速歩行試験でのSpO_2最低値との差が5%以上かつ，室内気下の6分間定速歩行試験でのSpO_2最低値が85%以上という厳しい条件を満たした症例が対象とされ，観察期間は52週で，267例が高用量群（1日1,800 mg）：低用量群（1日1,200 mg）：プラセボ群＝2：1：2で割り付けられた[2]．高用量群とプラセボ群との間でピルフェニドン投与による利益，すなわちVC低下の抑制（-90 mL vs. -160 mL，$p=0.042$）および無増悪生存期間（増悪の定義：死亡，VCのベースラインから10%以上の減少，病状悪化によるVC測定不能）の有意な延長（$p=0.028$）が示された．また，急性増悪の発生頻度は，高用量群5.6%，低用量群5.5%，プラセボ群4.8%で3群間に有意差はなかった．また，有害事象として光線過敏症や食思不振，γ-GTP上昇が，プラセボ群に比して高用量群で有意に認められた．

3. CAPACITY試験（国際第Ⅲ相臨床試験）

2件の大規模RCTを統合した本試験では，FVCが予測値の50%以上，90%以下，DLcoが予測値の35%以上，90%以下の症例を対象として，それぞれ独立した2つの第Ⅲ相臨床試験プロトコール（004試験と006試験）が実施された[3]．004試験では435例が3つの投与群，すなわち高用量群（1日2,403 mg）*：低用量群（1日1,197 mg）*：プラセボ群＝2：1：2の割合で割り付けられた．一方，006試験では344例が高用量群（1日2,403 mg）とプラセボ群の2群に1：1でランダムに割り付けられた．ただし004試験で検討された低用量群の結果は，高用量群とプラセボ群の中間程度であり，介入の不均一性を避けるためにも，004と006の両試験間で高用量群とプラセボ群との結果の比較に焦点を当てることとした．004試験では，高用量ピルフェニドンはプラセボと比較して，72週間後の% FVCの減少を有意に抑制した（高用量群：-8.0%，プラセボ群：-12.4%）（群間差4.4%，95%CI 0.7〜9.1，$p=0.001$）が，006試験では有意な抑制は認められなかった（高用量群：-9.0%，プラセボ群：-9.6 %）（群間差0.6 %，95 % CI -3.5〜4.7，$p=0.501$）．両者の統合解析では，高用量ピルフェニドンは，72週間後の% FVCの減少を有意に抑制し（高用量群：-8.5%，プラセボ群：-11.0%，$p=0.005$），全死亡率，IPF関連死亡率ともに低下させる傾向を示した（全死亡：HR 0.77，95% CI 0.47〜1.28，$p=0.32$，IPF関連死：HR 0.62，95% CI 0.35〜1.13，$p=0.12$）．また，高用量ピルフェニドン群に割り付けられた両試験の患者では，プラセボ群と比較して，悪心，消化不良，嘔吐，食欲不振，光線過敏症，皮疹および眩暈の発生率が増加することが報告された．多くの有害事象は軽度から中等度であった．

4. ASCEND試験（国際第Ⅲ相臨床試験）

本試験では，IPF患者555例を高用量ピルフェニドン（1日2,403 mg）投与群またはプラセボ群のいずれかにランダムに割り付けた[4]．気管支拡張薬投与後のFEV_1/FVC比0.8未満の症例を除外するなど，患者選択基準はより厳格に行われた．主要評価項目はベースラインから52週時点までの% FVCの変化率であり，ピルフェニドンは% FVCの低下を有意に抑制した（ピルフェニドン群：-235 mL，プラセボ群：-428 mL，絶対差：193 mL，相対差：45.1%，$p<0.001$）．またピルフェニドン投与は，52週の追跡調査期間中に% FVCが10%以上減少する患者あるいは死亡する患者の割合を47.9%減少させ，さらに52週時点での6分間歩行距離の50 m以上の減少あるいは死亡の割合を相対的に27.5%減少させた（$p=0.04$）．また，無増悪生存期間（FVCが予測値に対して10%以上の減少，6分間歩行距離が50 m以上減少，死亡のいずれかが出現するまで）はピルフェニドン投与により有意に改善した［HR 0.57，95%CI 0.43〜0.77，$p<0.001$］．全死亡率（HR 0.55，95%CI 0.26〜1.15，$p=0.10$），IPFによる死亡率（HR 0.44，95%CI 0.11〜1.72，$p=0.23$）または呼吸困難スコア（$p=0.16$）では差は認められなかった．過去の試験と一致して，ピルフェニドン投与群にランダムに割り付けられた患者ではより多くの投与関連有害作用が報告されたが，重篤な有害事

象については，CAPACITY 試験と同様に ASCEND 試験でピルフェニドン投与群（18.7%）とプラセボ群（20.2%）と差がなかった．

特発性肺線維症の治療ガイドライン 2017 作成委員会の解析では，これら 5 つの臨床試験[1~4] に参加した 1,567 症例の統合解析において，ピルフェニドンによる生存の改善が示唆された［相対危険度（RR）0.70，95% CI 0.47～1.02，信頼性は中］．また 4 つの臨床試験（参加 1,006 症例）[2~4] の解析では，本薬剤は FVC 減少を抑制した（標準化絶対値平均差：0.23 L，最小 0.06～最大 0.41 L，信頼性は中）．さらに別の臨床試験 4 つ（参加 1,012 症例）[1~3] の統合解析では，本薬剤による肺拡散能（DLco）の低下抑制は統計学的に有意ではなく，急性増悪の抑止効果も認められなかった（RR 0.69，95 % CI 0.20～2.42，信頼性は低）．ピルフェニドン投与患者では，食欲不振，皮疹，光線過敏症，および胃不快感の発生率が増加することが示された，重篤な有害事象の有意な増加はなかった．

結　論

以上のようなエビデンスに基づき，ガイドライン作成委員会は，慢性期の IPF 患者に対してピルフェニドンを投与することを提案する（**推奨の強さ 2** **エビデンスの強さ B**）と判断した．

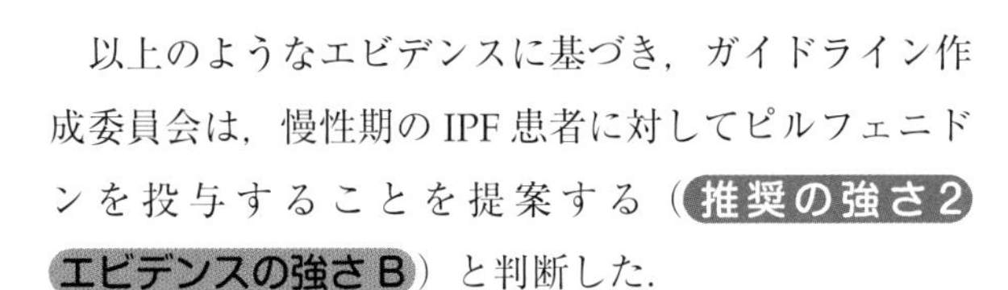

注　釈

上記の RCT 以降，ピルフェニドン単剤とプラセボを比較した RCT は報告されていない．前出の 5 つの RCT では，ピルフェニドンによる死亡率の低下は認められたが，上述のとおり統計学的には有意ではなかった．一方，3 つの大規模な臨床試験（参加 1,247 症例）[3,4] の統合解析では，ピルフェニドンは全死亡率を有意に低減し［HR 0.52，95 % CI 0.31～0.87，p = 0.011］，IPF 関連死亡率も有意に抑制することが示された［HR 0.32，95 % CI 0.14～0.76，p = 0.003］[4]．さらに前出の 5 つの臨床試験[1~4] に参加した 1,575 症例のメタ解析[5] では，ピルフェニドンにより 52 週目における全死亡率の有意な抑制［HR 0.50，95 % CI 0.31～0.80，p = 0.0042］が示され，さらに長期の 120 週目においても全死亡率が有意に低下することが示された（p = 0.0420）．また CAPACITY 試験[3]，ASCEND 試験[4]，および両試験の非盲検長期延長試験となる RECAP 試験の統合解析[6] において，ワイブル分析モデルを用いた平均余命の検討で，ピルフェニドン群では 8.72 年（95 % CI 7.65～10.15 年），無治療（BSC）群では 6.24 年（95 % CI 5.38～7.18 年）と算出され，この集団ではピルフェニドンは BSC と比較して平均 2.47 年（95 % CI 1.26～4.17 年）の余命改善をもたらす可能性が示されている．これらから，ピルフェニドンは IPF 患者の生存率を改善する可能性が示唆される．

また QOL に関する検討は，採用した 5 件の RCT のうち 4 つ[1,3,4] において，主に dyspnea score を用いてなされているが，ピルフェニドン群とプラセボ群との比較では，いずれの試験においても有意なスコア差は認められず，ピルフェニドン投与は QOL 維持にはつながらないと考えられていた．しかし 3 つの RCT（参加 1,247 症例）[3,4] の統合解析[7] では，息切れアンケート（UCSD SOBQ）のスコアのみならず，死亡率との併合での検討ではあるものの，呼吸困難の悪化（UCSD SOBQ スコアの 20 ポイント上昇で測定）または死亡のリスクは，プラセボ群に比べピルフェニドン群で 25% 減少したことが示され［HR 0.75，95% CI 0.60～0.93，p = 0.007)］，ピルフェニドンが QOL 維持（特に息切れの抑制）につながる可能性が示されている．さらにこれら海外の大規模 RCT 3 試験[3,4] への参加者のうち，% FVC < 50% あるいは % DLco < 35% を示すような進行例を対象とした検討（ピルフェニドン群 80 症例，プラセボ群 90 症例）でも，投与開始後 52 週目における UCSD SOBQ 総スコアの悪化症例あるいは死亡例の割合は，ピルフェニドン群がプラセボ群に比して有意に低いことが示された（43.8 % vs. 57.5%；p = 0.0081）[8]．

ピルフェニドンの投与には，悪心，食欲不振を中心とした有害事象を伴うことが多く，コストもかかることは留意すべきである．わが国のピルフェニドン使用成績調査報告[9]では，重症IPF患者も含めた投与実態が示されており，副作用で中止になったのは約20%であったが，これらの副作用に対しては種々の対処法があり，本治療を開始する患者には考えられるすべての有害事象について教育を行うべきである．

ピルフェニドン投与に際しては，有効性・安全性の点において十分なインフォームドコンセントを行い，患者の十分な理解のもとに進められるべきであることを付記する．なお，ピルフェニドンは高額な薬剤であるため，難病医療費助成申請を行い，さらに軽症例では軽症高額制度を利用可能である．

*CAPACITY試験において，1,197 mgと2,403 mgを使用したと記載があるが，用量依存性をみるための試験であり，基本的に海外の用量としては2,403 mgで使われている．一方，わが国では添付文書上，通常，成人にはピルフェニドンとして初期用量1回200 mgを1日3回（1日600 mg）食後に経口投与し，患者の状態を観察しながら1回量を200 mgずつ漸増し，1回600 mg（1日1,800 mg）まで増量するとされている．

《文献》

1）Azuma A, Nukiwa T, Tsuboi E,et al：Double-blind, placebo-controlled trial of pirfenidone in patients with idiopathic pulmonary fibrosis. Am J Respir Crit Care Med 2005；**171**：1040-1047.
2）Taniguchi H, Ebina M, Kondoh Y, et al：Pirfenidone Clinical Study Group in Japan.：Pirfenidone in idiopathic pulmonary fibrosis. Eur Respir J 2010；**35**：821-829.
3）Noble PW, Albera C, Bradford WZ, et al；CAPACITY Study Group：Pirfenidone in patients with idiopathic pulmonary fibrosis（CAPACITY）；two randomised trials. Lancet 2011；**377**：1760-1769.
4）King TE Jr, Bradford WZ, Castro-Bernardini S, et al；ASCEND Study Group：A phase 3 trial of pirfenidone in patients with idiopathic pulmonary fibrosis. N Engl J Med 2014；**370**：2083-2092.
5）Nathan SD, Albera C, Bradford WZ, et al：Effect of pirfenidone on mortality：pooled analyses and meta-analyses of clinical trials in idiopathic pulmonary fibrosis. Lancet Respir Med 2017；**5**：33-41.
6）Fisher M, Nathan SD, Hill C, et al：Predicting Life Expectancy for Pirfenidone in Idiopathic Pulmonary Fibrosis. J Manag Care Spec Pharm 2017；**23**：S17-S24.
7）Noble PW, Albera C, Bradford WZ, et al：Pirfenidone for idiopathic pulmonary fibrosis：analysis of pooled data from three multinational phase 3 trials. Eur Respir J 2016；**47**：243-253.
8）Nathan SD, Costabel U, Albera C, et al：Pirfenidone in patients with idiopathic pulmonary fibrosis and more advanced lung function impairment. Respir Med 2019；**153**：44-51.
9）Ogura T, Azuma A, Inoue Y, et al：All-case post-marketing surveillance of 1371 patients treated with pirfenidone for idiopathic pulmonary fibrosis. Respir Investig 2015；**53**：232-241.

慢性期

CQ5 IPF 患者にニンテダニブは推奨されるか？

推奨文	推奨の強さ	エビデンスの強さ
慢性期の IPF 患者に対してニンテダニブを投与することを提案する.	2	B（中）

背 景

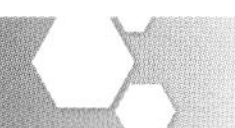

ニンテダニブ（BIBF 1120）は 3 種類の成長因子（vascular endothelial growth factor：VEGF, fibroblast growth factor：FGF, platelet-derived growth factor：PDGF）のチロシンキナーゼ阻害薬であり現在ピルフェニドンとならび本邦で承認されている抗線維化薬のひとつである.

エビデンスのまとめ

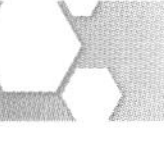

IPF におけるニンテダニブ治療のエビデンスは, 3 つの独立した報告[1,2,3]と, 1 つの統合解析報告がある[4].

1. TOMMOROW 試験

2011 年にニンテダニブ（BIBF 1120）の IPF に対する第Ⅱ相試験（TOMMOROW 試験）[1]が報告された. ニンテダニブ投与量群は 4 段階の濃度：50 mg 1 日 1 回（50 mg/日）, 50 mg 1 日 2 回（100 mg/日）, 100 mg 1 日 2 回（200 mg/日）, 150 mg 1 日 2 回（300 mg/日）に分け, これらとプラセボ群を比較した試験である. 死亡率では差がなかったが, 52 週での FVC 減少量がプラセボ群 190 mL であるのに対しニンテダニブ 300 mg/日で 60 mL と有意に減少し（$p = 0.01$）, 12 ヵ月後の FVC の 10％以上あるいは 200 mL 以上悪化症例数が, プラセボ群に対してニンテダニブ 300 mg/日投与群が有意に少なかった（$p = 0.004$）. 急性増悪の頻度は, 300 mg/日投与群がプラセボ群よりも有意に少なかった（$p = 0.02$）. QOL の指標である SGRQ の変化量は, ニンテダニブ群：−0.66, プラセボ群：5.46 と, ニンテダニブ群で有意に少ない変化であった（$p = 0.007$）. 有害事象はニンテダニブ投与群で多い傾向が認められた.

2. INPULSIS 試験

2014 年には独立した 2 つのニンテダニブ 300 mg/日投与群とプラセボ群の第Ⅲ相, 2 重盲検試験（INPULSIS-1 と INPULSIS-2）の統合解析結果である, INPULSIS 試験[2]が報告された. 合計 1,066 例が投与群：プラセボ群＝3：2 で割り付けられ, 52 週間の追跡が行われた. その結果, 死亡率については両群で有意差はなかった（RR, 0.70, 95％ CI 0.43〜1.12, $p = 0.14$, 信頼性：低）が, INPULSIS-1 のみでニンテダニブ群はプラセボ群よりも 1 年間の FVC 低下量（補正値）を有意に減少させた（投与群：プラセボ群＝−114.7 mL：−239.9 mL, 差：125.3 mL；95% CI 77.7〜172.8, $p < 0.001$, 信頼度：高）. また, INPULSIS-2 で

は有意差はなかったものの，統合解析ではニンテダニブ群がプラセボ群よりも FVC 減少率を 10％以下に抑えた症例数は有意に多かった（OR 1.6，95％ CI 1.2〜2.1，p＜0.001，信頼性：高）．初回急性増悪発症までの期間は，INPULSIS-2 ではニンテダニブ投与により有意に延長させた（HR 0.38，95％ CI 0.19〜0.77，p＝0.005）ものの，統合解析を行うと，初回急性増悪発症までの期間には有意差はなかった（HR 0.64，95％ CI 0.39〜1.05，p＝0.08，信頼性：中）．52 週以内の急性増悪発症頻度に関しても，INPULSIS-2 ではニンテダニブ投与により有意に発症が抑えられたものの，統合解析では有意差はなかった（RR 0.65，95％ CI 0.39〜1.06，p＝0.08，信頼性：低）．SGRQ スコアの変化は，INPULSIS-2 試験ではニンテダニブ群で有意に変化が少なかったものの，統合解析では両群に有意差はなかった（両群の差：－1.43，95％ CI －3.09〜0.23，p＝0.09，信頼性：低）．安全性の面では，有害事象発症頻度はニンテダニブ群で有意に高く（RR 0.92，95％ CI 0.89〜0.95，信頼性：高），頻度が一番多い有害事象である下痢の頻度も，ニンテダニブ群で高かった（RR 0.29，95％ CI 0.23〜0.36，信頼性：高）．しかし，重篤な有害事象の発症は両群で有意差がなかった（RR 0.97，95％ CI 0.80〜1.17，信頼性：高）．

3. INMARK 試験［外部評価 7］

2019 年には IPF におけるニンテダニブ投与におけるバイオマーカー探索試験である INMARK 試験[3] が行われた．この試験には IPF と診断され，かつ FVC が 80％以上の患者 347 症例が登録された．ニンテダニブ群とプラセボ群を 1：2 で分けられ，二重盲検期間の 12 週間はそれぞれニンテダニブ（300 mg）とプラセボが投与され，その後は盲検解除され全例でニンテダニブ投与が行われた．二重盲検期間はニンテダニブとプラセボ投与群に分かれるため両群における FVC 減少についての評価もなされた．本試験の主要評価項目はマトリックスメタロプロテアーゼ 1 と 8 によって分解された CRP の分解産物（CRPM）の変化であったが，ニンテダニブ群：-2.57×10^{-3} ng/mL/月，プラセボ群：-1.90×10^{-3} ng/mL/月（両群の差：-0.66×10^{-3} ng/mL/月［95％ CI -6.21×10^{-3}〜4.88×10^{-3}］，p＝0.8146）と有意差はなかった．また，FVC 減少量も併せて評価され，ニンテダニブ群は 5.9 mL，プラセボ群は－70.2 mL（両群の差：76.1 mL［95％ CI 31.7〜120.4，p＝0.0008］）とニンテダニブ群のほうが有意に FVC の減少を抑制した．しかし，52 週での 10％以上の FVC 減少と死亡については両群に有意差はなかった．本研究の二重盲検期間において有害事象の頻度の差を両群で調査したが，重篤な有害事象はニンテダニブ群 7％，プラセボ群 8％であった．

4. TOMMOROW 試験と INPULSIS 試験の統合解析

TOMMOROW の 300 mg/日投与群と INPULSIS の 2 試験，計 3 試験については統合解析がなされている[4]．3 試験における計 1,231 症例中，ニンテダニブ投与群は 723 例であった．生存率の RR は 0.70（95％ CI 0.46〜1.08，p＝0.0954，信頼性：低），10％以上 FVC が減少した症例の頻度の RR は 0.88（95％ CI 0.82〜0.94，p＝0.002，信頼性：中），急性増悪の RR は 0.53（95％ CI 0.34〜0.83，p＝0.0047，信頼度：中）であった．年間 FVC 減少量はニンテダニブ群：－112.4 mL，プラセボ群：－223.3 mL（両群の差：110.9 mL［95％ CI 78.5，143.3］；p＜0.0001，信頼性：高）であり，ニンテダニブが年間 FVC 減少量を有意に抑制した．また，初回急性増悪発症までの期間については HR 0.53（95％ CI 0.34〜0.83，p＝0.047，信頼性：中）でありニンテダニブ群が有意に長かった．SGRQ スコアの変化は，ニンテダニブ群：2.92，プラセボ群：4.97（両群の差：－2.05［95％ CI －3.59〜－0.50］，p＝0.0095）であり，ニンテダニブ群のほうが有意に少ない変化であった．下痢は一番頻度の高い有害事象と知られており，ニンテダニブ群では 61.5％，プラセボ群では 17.9％と，ニンテダニブ群で高い発症頻度であった（RR 0.29，95％ CI 0.24〜0.35，p＜0.001，信頼性：高）．

結 論

以上のようなエビデンスに基づき，ガイドライン作成委員会は，慢性期の IPF 患者に対してニンテダニブを投与することを提案する（**推奨の強さ 2** **エビデンスの強さ B**）と判断した．

注 釈

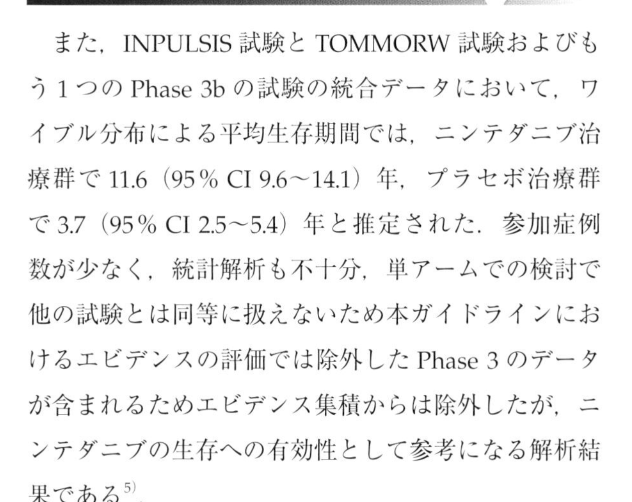

また，INPULSIS 試験と TOMMORW 試験およびもう 1 つの Phase 3b の試験の統合データにおいて，ワイブル分布による平均生存期間では，ニンテダニブ治療群で 11.6（95％ CI 9.6～14.1）年，プラセボ治療群で 3.7（95％ CI 2.5～5.4）年と推定された．参加症例数が少なく，統計解析も不十分，単アームでの検討で他の試験とは同等に扱えないため本ガイドラインにおけるエビデンスの評価では除外した Phase 3 のデータが含まれるためエビデンス集積からは除外したが，ニンテダニブの生存への有効性として参考になる解析結果である[5]．

INPULSIS 試験では数多くのサブグループ解析が行われている．人種による差，日本人のみ[6]やアジア人のみの症例を抽出した検討[7]もある．対象症例数が少なくなるため有意差がつかない解析もあるものの，FVC 減少量や急性増悪発症頻度，各有害事象の頻度など，INPULSIS 試験の結果とほぼ同様の傾向があった．また，治療前 FVC の違いや画像，病理学的所見での UIP パターンの有無，欧米で用いられる重症度分類である GAP 分類などを用いたサブグループ解析によるニンテダニブの有効性の違いも検証されたが，サブグループごとの有効性や安全性には差はなかった[8～12]．

INPULSIS 試験では試験期間をさらに延長して有効性と安全性の確認を検証した，INPULSIS-ON 試験も付随して行われた[13]．INPULSIS 試験を完遂した IPF 患者 734 例（INPULSIS 試験におけるニンテダニブ群：430 例，プラセボ群：304 例）が登録され，オープンラベルで全例にニンテダニブを投与した．探索的な有効性の評価項目は 192 週までの FVC 低下量であり，観察期間中の年間 FVC 減少量，100 症例あたりの調整された急性増悪発症頻度，有害事象で頻度が最多である下痢による投薬中断率も INPULSIS 試験におけるニンテダニブ投与群とほぼ同等の結果であり，ニンテダニブの長期投与による有効性と安全性が示された．

最近，各国，地域でレジストリー研究が行われており，抗線維化薬のリアルワールドでの有効性や安全性の検討がなされつつあるが，現時点での多くの研究がピルフェニドンとニンテダニブをまとめた解析となっており，評価を行うには時期尚早と判断した．

ニンテダニブ投与に際しては，有効性・安全性の点において十分なインフォームドコンセントを行い，患者の十分な理解のもとに進められるべきであることを付記する．なお，ニンテダニブは高額な薬剤であるため，難病医療費助成申請を行い，さらに軽症例では軽症高額制度を利用可能である．

《文献》

1）Richeldi L, Costabel U, Selman M, et al：Efficacy of a tyrosine kinase inhibitor in idiopathic pulmonary fibrosis. N Engl J Med 2011；**365**：1079-1087.

2）Richeldi L, du Bois RM, Raghu G, et al：Efficacy and safety of nintedanib in idiopathic pulmonary fibrosis. N Engl J Med 2014；**370**：2071-2082.

3）Maher TM, Stowasser S, Nishioka Y, et al：Biomarkers of extracellular matrix turnover in patients with idiopathic pulmonary fibrosis given nintedanib（INMARK study）：a randomised, placebo-controlled study. Lancet Respir Med 2019；**7**：771-779.

4）Richeldi L, Cottin V, du Bois RM, et al：Nintedanib in patients with idiopathic pulmonary fibrosis：Combined evidence from the TOMORROW and INPULSIS trials. Respir Med 2016；**113**：74-79.

5）Lancaster L, Crestani B, Hernandez P, et al：Safety and survival data in patients with idiopathic pulmonary fibrosis treated with nintedanib：pooled data from six clinical trials. BMJ Open Resp Res 2019；**6**：e000397.

6）Azuma A, Taniguchi H, Inoue Y, et al：Nintedanib in Japanese patients with idiopathic pulmonary fibrosis：A subgroup analysis of the INPULSIS randomized trials. Respirology 2017；**22**：750-757.

7）Taniguchi H, Xu Z, Azuma A, et al：Subgroup analysis of Asian patients in the INPULSIS® trials of nintedanib in idiopathic pulmonary fibrosis. Respirology 2016；**21**：1425-1430.

8）Costabel U, Inoue Y, Richeldi L, et al：Efficacy of Nintedanib in Idiopathic Pulmonary Fibrosis across Prespecified Sub-

groups in INPULSIS. Am J Respir Crit Care Med 2016；**193**：178-185.
9) Raghu G, Wells AU, Nicholson AG, et al：Effect of Nintedanib in Subgroups of Idiopathic Pulmonary Fibrosis by Diagnostic Criteria. Am J Respir Crit Care Med 2017；**195**：78-85.
10) Kolb M, Richeldi L, Behr J, et al：Nintedanib in patients with idiopathic pulmonary fibrosis and preserved lung volume. Thorax 2017；**72**：340-346.
11) Brown KK, Flaherty KR, Cottin V, et al：Lung function outcomes in the INPULSIS® trials of nintedanib in idiopathic pulmonary fibrosis. Respir Med 2019；**146**：42-48.
12) Ryerson CJ, Kolb M, Richeldi L, et al：Effects of nintedanib in patients with idiopathic pulmonary fibrosis by GAP stage. ERJ Open Res 2019；**5**：00127-2018.
13) Crestani B, Huggins JT, Kaye M, et al：Long-term safety and tolerability of nintedanib in patients with idiopathic pulmonary fibrosis：results from the open-label extension study, INPULSIS-ON. Lancet Respir Med 2019；**7**：60-68.

慢性期

CQ6 IPF 患者にピルフェニドンとNAC 吸入の併用療法は推奨されるか？

推奨文	推奨の強さ	エビデンスの強さ
慢性期のIPF患者に対してピルフェニドンとNAC吸入の併用療法を行わないこと提案する.	2	B (中)

背景

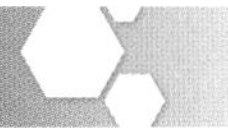

抗線維化薬であるピルフェニドンは，抗線維化作用のみならず抗炎症作用など多様な作用機序を併せ持つ経口薬であり，国内外のIPFに対するランダム化比較試験（RCT）にて肺活量（VC）あるいは努力肺活量（FVC）の低下抑制効果が示されている（CQ4参照）．N-アセチルシステイン（N-acetylcysteine：NAC）はグルタチオンの前駆物質であり，活性酸素種の抑制に作用する．ブレオマイシン肺傷害モデルにおいて，肺の炎症，線維化の抑制効果が示されたことからIPF患者に対するRCTが行われた（CQ3参照）．上記のごとく異なる作用機序の2剤を併用する試みが，主にわが国において行われてきた．

エビデンスのまとめ

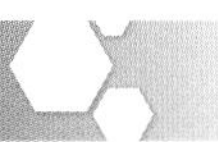

ピルフェニドンとNAC吸入の併用療法に関する論文として，小規模な後ろ向き観察研究，前向き観察試験と国内の第Ⅲ相試験の3つがある[1～3]．

1つ目は，ピルフェニドンとNAC吸入の併用療法のIPFに対する単施設の後ろ向き臨床試験である[1]．日本の重症度分類ⅢあるいはⅣ度で6ヵ月間以内に10%を超えるFVC低下を示し，ピルフェニドン治療（1日1,200～1,800 mg）が1ヵ月間以上行われたIPF 18例が対象である．うち11例でNAC吸入の併用療法が追加された．結果として，治療開始後の6ヵ月間のFVC低下が10%未満の安定群（8例）では，10%以上の悪化群（10例）と比較して，有意にNAC吸入例が多く（88% vs. 30%，$p=0.02$），生存期間が長かった（中央値672日間 vs. 244日間，$p=0.002$）．一方，NAC吸入群ではピルフェニドン単独群よりも有意に生存期間が長く（中央値475日間 vs. 196日間，$p=0.03$），6ヵ月間のFVC低下が軽度であった（中央値0 mL vs. −290 mL，$p=0.04$）．急性増悪発症率は，NAC吸入群とピルフェニドン単独群で有意差はなかった（18% vs. 28%）．主要な有害事象はピルフェニドンによる光線過敏症と消化器症状であったが，いずれも軽度であり，一部で減量か一時休薬が行われたが忍容性に大きな問題はなかった．

2つ目は，同じ単施設からの前向き観察研究で，日本の重症度分類ⅢあるいはⅣ度でピルフェニドンの先行投与後，6ヵ月間でFVC 10%以上低下したIPF 34例（NAC吸入群24例，ピルフェニドン単独群10例）を対象とした[2]．観察期間中にNAC吸入群7例が1ヵ月間以内のピルフェニドン中止などで脱落した．NAC吸入群ではピルフェニドン単独群よりも主要評価項目の12ヵ月後のFVC低下（中央値−610

mL vs. −1,320 mL，p＜0.01），死亡，FVC 10％以上の低下をイベントとした無増悪生存期間（中央値 304 日間 vs. 168 日間，p＝0.016）が有意に改善したが，急性増悪発症率に有意差はなかった（29％ vs. 30％）．有害事象は，ピルフェニドンが被疑薬である胃腸障害（4 例），光線過敏症（1 例）が認められたが，減量，休薬あるいは対症療法で治療継続できた．

しかしながら，上記 2 つの臨床試験は，いずれも同一単施設の少数の臨床研究であり，前向き試験では試験開始前に NAC 治療がなされている症例が混在するなどの limitation がある．

3 つ目は，わが国のびまん性肺疾患に関する調査研究班が中心となり，国内多施設で行われた IPF 81 例（ピルフェニドン＋NAC 併用群 41 例，ピルフェニドン単独群 40 例）を対象としたオープンラベル第Ⅲ相 RCT である[3]．結果として，主要評価項目である 48 週間の FVC 低下は，NAC 併用群ではピルフェニドン単独群より増悪（−300 mL vs. −123 mL，p＝0.018）しており，死亡率に有意差はなかった（1/34，3％ vs. 3/36，8％，相対危険度 0.35，p＝0.33）．また，PFS，DLco，6 分間歩行距離の変化量，KL-6，SP-D 値，CAT，修正 MRC スケールの変化量，急性増悪，有害事象発症率は両群間で差はなかった．

結 論

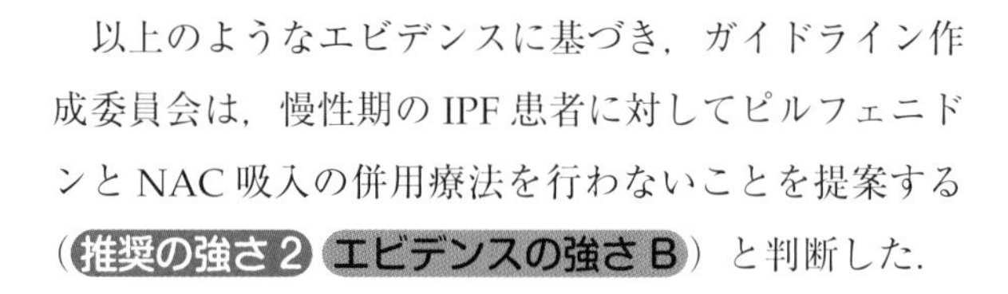

以上のようなエビデンスに基づき，ガイドライン作成委員会は，慢性期の IPF 患者に対してピルフェニドンと NAC 吸入の併用療法を行わないことを提案する（推奨の強さ 2 エビデンスの強さ B）と判断した．

注 釈

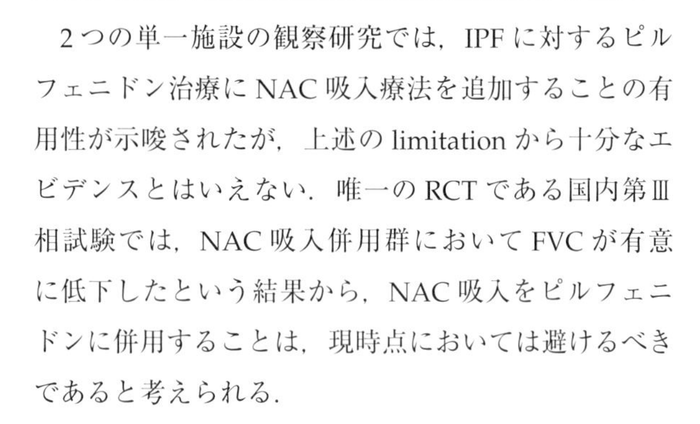

2 つの単一施設の観察研究では，IPF に対するピルフェニドン治療に NAC 吸入療法を追加することの有用性が示唆されたが，上述の limitation から十分なエビデンスとはいえない．唯一の RCT である国内第Ⅲ相試験では，NAC 吸入併用群において FVC が有意に低下したという結果から，NAC 吸入をピルフェニドンに併用することは，現時点においては避けるべきであると考えられる．

《文献》

1）Sakamoto S, Itoh T, Muramatsu Y, et al：Efficacy of pirfenidone in patients with advanced-stage idiopathic pulmonary fibrosis. Intern Med 2013；**52**：2495-2501.
2）Sakamoto S, Muramatsu Y, Satoh K, et al：Effectiveness of combined therapy with pirfenidone and inhaled N-acetylcysteine for advanced idiopathic pulmonary fibrosis：a case-control study. Respirology 2015；**20**：445-452.
3）Sakamoto S, Kataoka K, Kondoh Y, et al：Pirfenidone plus inhaled N-acetylcysteine for idiopathic pulmonary fibrosis：a randomised trial. Eur Respir J 2021；**57**：2000348.

慢性期

CQ7 IPF 患者にピルフェニドンとニンテダニブの併用療法は推奨されるか？

推奨文	推奨の強さ	エビデンスの強さ
慢性期の IPF 患者に対してピルフェニドンとニンテダニブの併用療法を行わないことを提案する.	2	D（非常に低）

背　景

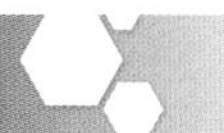

ニンテダニブは3種類の成長因子（VEGF, FGF, PDGF）のチロシンキナーゼ受容体に対する細胞内阻害薬であり，ピルフェニドンは増殖因子，サイトカインなど様々な作用点を持つ抗線維化薬である．どちらも大規模な第Ⅲ相ランダム化比較試験（RCT）でのエビデンスがある．2つのエビデンスレベルの高い薬剤の併用療法は，相乗あるいは相加効果が期待される反面，有害事象や医療コストの増加が懸念される．

エビデンスのまとめ

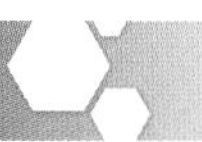

ニンテダニブとピルフェニドンの併用治療については，3つの RCT，1つのシングルアーム前向き研究，2つの後ろ向き観察研究があるが[1〜6]，これらの論文のほとんどの主要評価項目は安全性，忍容性あるいは Pharmacokinetics/Pharmacodynamic（PK/PD）である．

Ogura らは，日本人の IPF 50 例を対象とした RCT で，プラセボ群とニンテダニブ投与法による3つのコホート（50 mg または 100 mg を1日2回14日間，または 150 mg を1日2回28日間）に対するピルフェニドン追加の影響を解析した[1]．有害事象発症率は，ニンテダニブ，ピルフェニドン併用群（以下，2剤併用群）で21例中10例（47.6％），ニンテダニブ単独群17例中9例（52.9％）と差はなく，すべて軽症から中等症で胃腸障害が最も多かった．永続的中止例は50例中4例（8％）で，2剤併用群で増加する傾向もなかった．併用群では，ニンテダニブとその代謝物の定常状態での血中濃度が低下する傾向が認められた．

INJOURNEY 試験[2]は，FVC 50％以上でニンテダニブ 300 mg/日を4〜5週間投与できた IPF 104 例に対するピルフェニドン 2,400 mg/日の追加の影響を解析したオープンラベル RCT である．主要評価項目である12週後の有害事象としての胃腸障害は，2剤併用群では53例中37例（69.8％），ニンテダニブ単独群（51例中27例：52.9％）と多い傾向があったが，その他の有害事象や重篤な有害事象は2剤併用群で増加しなかった．1つ目の論文と対照的に，ピルフェニドン併用によるニンテダニブの血中濃度に対する影響はなかった．12週間の FVC 低下量は2剤併用群（−13.3 mL）では，ニンテダニブ単独群（−40.9 mL）よりも軽度であったが，観察期間が短いことから本研究の主要エンドポイントには設定されておらず，比較も行われてない．EQ-5D の変化量は，併用群 −1.1，ニンテダニブ単独群 −1.0 であり，同様に比較は行われていない．

Richeldiらは，対象をIPF 37例，主要評価項目を薬物動態としたRCTを行った[3]．結果として，登録時に抗線維化薬未投与でピルフェニドンを3週間（投与量：day 2〜8；801 mg，day 9〜15；1,602 mg，day 16〜23；2,403 mg），day 1, day 23にニンテダニブ150 mgの投与を行った第1群（20例）では，ピルフェニドン2,403 mg/日を7日間投与後，ニンテダニブを7日間併用した第2群（17例）と比較して薬物動態に差がないことを証明した．安全性の観察期間は28日間であり，有害事象による薬剤中止は第1群（単剤群）で3例（15%）であり，第2群（2剤併用群）では1例もなかった．

Flahertyらは IPF 89例を対象として，同意取得後23〜71日間のピルフェニドン（1,602〜2,403 mg/日）単独投与後に，24週間のニンテダニブ（200〜300 mg/日）を追加する併用治療の安全性と忍容性を評価するシングルアーム第Ⅳ相試験を行った[4]．73例（82%）が治療を完了したが，13例（15%）は薬剤に起因する有害事象（treatment-emergent adverse event：TEAE）のために治療中止した．74例（83%）で認められたTEAEのなかで下痢，悪心あるいは嘔吐が一般的であったが，重篤な有害事象は2例（2%）のみで認められた．

Hisataらは，わが国における2剤併用治療を行った日本人IPF 46例を対象とした多施設後ろ向き観察研究を報告している．主要評価項目は有害事象であった[5]．平均観察期間（59週間）中に，33例（71.7%）になんらかの有害事象が発症し，14例（30.4%）でいずれかあるいは両方の薬剤の中止が必要であった．有害事象として食欲不振（18例，39.1%）および下痢（16例，34.8%）が多かったが，重篤な有害事象は2例（4.3%）のみであった．日本の重症度分類グレードⅢまたはⅣの症例は薬剤の中止群のほうが非中止群よりも多かった（90.9% vs. 61.1%，$p=0.0129$）．

上記の5研究では，生存率は主要評価項目ではないが，有害事象の解析において，対象群に観察期間中の死亡例はいなかった．

NoorらのU.K.一施設の後ろ向き研究では，IPF 161例（ピルフェニドン単独24例，14.9%，ニンテダニブ単独86例，53.4%，2剤併用群18例，11.2%，無治療33例，20.5%）の36ヵ月間の観察を行った[6]．ベースラインのFVCは無治療群では他の3群より有意に高かった．年間FVC低下は，ピルフェニドン，ニンテダニブ単剤投与群，無治療群で同等（139 mL，131 mL vs. 158.1 mL）で，2剤併用群（233 mL）では他の群より有意に不良であった（$p=0.01$）．生存期間中央値は，2剤併用群，ピルフェニドン，ニンテダニブ単剤投与群（3.75年間，3.5年間，3年間）では，無治療群（2.5年間）よりも長い傾向があったが，カプランマイヤー分析では有意差はなかった（$p=0.33$）．永続的中止率は，2剤併用群5例（27.8%），ピルフェニドン単剤群5例（21%），ニンテダニブ単剤群18例（21%）であった．

結論

上記のように，IPF患者におけるピルフェニドンとニンテダニブ併用による有害事象のプロファイルは各薬剤のデータと一致しており，安全性，忍容性，併用による薬物動態の変化は管理可能である可能性が示唆されている．しかしながら，その治療効果に関するエビデンスは不十分である．以上のようなエビデンスに基づき，ガイドライン作成委員会は，慢性期のIPF患者に対してピルフェニドンとニンテダニブの併用療法を行わないことを提案する（**推奨の強さ2** **エビデンスの強さD**）と判断した．

注釈

これまでのニンテダニブとピルフェニドンの臨床研究において，併用により消化器症状が増加する傾向はあるが，安全性，忍容性は許容範囲内であり，十分に管理可能な治療であることが報告されている．また，薬物動態においても重大な相互作用がないと考えられる．しかしながら有効性に関しては，いまだ十分なエビデンスがない．また，海外のピルフェニドンの研究では，ピルフェニドンの投与量が1,602 mg，2,403 mg

と，日本では承認されていない投与量であることには注意が必要である．ピルフェニドンとニンテダニブは，いずれも高価な薬剤であり，併用に伴うコストは非常に高いと言わざるを得ない．2 剤併用治療については，RCT でのさらなる解析が望まれる．

《文献》

1）Ogura T, Taniguchi H, Azuma A, et al：Safety and pharmacokinetics of nintedanib and pirfenidone in idiopathic pulmonary fibrosis. Eur Respir J 2015；**45**：1382-1392.
2）Vancheri C, Kreuter M, Richeldi L, et al：INJOURNEY Trial Investigators. Nintedanib with Add-on Pirfenidone in Idiopathic Pulmonary Fibrosis. Results of the INJOURNEY Trial. Am J Respir Crit Care Med 2018；**197**：356-363.
3）Richeldi L, Fletcher S, Adamali H, et al：No relevant pharmacokinetic drug-drug interaction between nintedanib and pirfenidone. Clinical Trial Eur Respir J 2019；**53**：1801060.
4）Flaherty KR, Fell CD, Huggins JT, et al：Safety of nintedanib added to pirfenidone treatment for idiopathic pulmonary fibrosis. Eur Respir J 2018；**52**：1800230.
5）Hisata S, Bando M, Homma S, et al：Safety and tolerability of combination therapy with pirfenidone and nintedanib for idiopathic pulmonary fibrosis：A multicenter retrospective observational study in Japan. Respir Investig 2021；**59**：819-826
6）Noor S, Nawaz S, Chaudhuri N：Real-World Study Analysing Progression and Survival of Patients with Idiopathic Pulmonary Fibrosis with Preserved Lung Function on Antifibrotic Treatment. Adv Ther 2021；**38**：268-277.

〈慢性期〉

CQ8-1 安静時低酸素血症を伴うIPF患者に酸素療法は推奨されるか？

推奨文	推奨の強さ	エビデンスの強さ
安静時低酸素血症を伴う慢性期のIPF患者に対して酸素療法を行うことを推奨する．	1	D（非常に低）

背 景

低酸素血症を伴うIPF患者に対して酸素療法が生存率を向上させるエビデンスはないため，慢性閉塞性肺疾患患者に対するエビデンスとエキスパートオピニオンを根拠に推奨度が決定された．

エビデンスのまとめ

安静時低酸素血症を伴う慢性期IPF患者のみを対象とした酸素療法に関する研究はないが，安定期IPFに対する酸素療法の生存率への効果については，1つの後ろ向き症例対照研究があった．

米国のDouglasら[1]は，単施設の連続487例のIPF患者を対象として，後ろ向きに死亡と関連する因子を検討した．酸素投与なしを含む全症例の初診時SpO_2は平均92.4±4.4％，初診時からの生存期間の中央値は3.2年であった．年齢，性別，肺拡散能，肺胞換気量，疾患進行で調整した死亡に対する酸素療法の相対危険度は0.9（95％ CI 0.7〜1.3，$p=0.700$）であり，有意な関連はみられなかった．

結 論

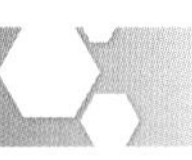

以上のようなエビデンスに基づき，ガイドライン作成委員会は，安静時低酸素血症を伴う慢性期のIPF患者に対して酸素療法を行うことを推奨する（推奨の強さ1 エビデンスの強さD）と判断した．

注 釈

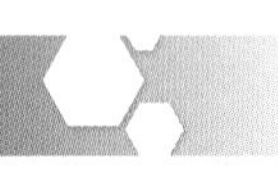

IPF患者において，酸素療法は生存率を向上させる根拠はない．しかしながら，安静時低酸素血症を伴うIPF患者に対しては，慢性閉塞性肺疾患でのデータも加味して酸素療法は推奨されると判断した．

《文献》

1）Douglas WW, Ryu JH, Schroeder DR：Idiopathic pulmonary fibrosis：Impact of oxygen and colchicine, prednisone, or no therapy on survival. Am J Respir Crit Care Med 2000；**161**：1172-1178.

慢性期

CQ8-2 労作時低酸素血症を伴うIPF患者に酸素療法は推奨されるか？

推奨文	推奨の強さ	エビデンスの強さ
労作時低酸素血症を伴う慢性期のIPF患者に対して酸素療法を行うことを提案する．	2	C（低）

背　景

生存率に関するエビデンスはないものの労作時低酸素血症を伴う線維性間質性肺炎を対象とした酸素療法による息切れ，咳嗽，運動耐容能の改善効果を示した報告が集積されてきた．

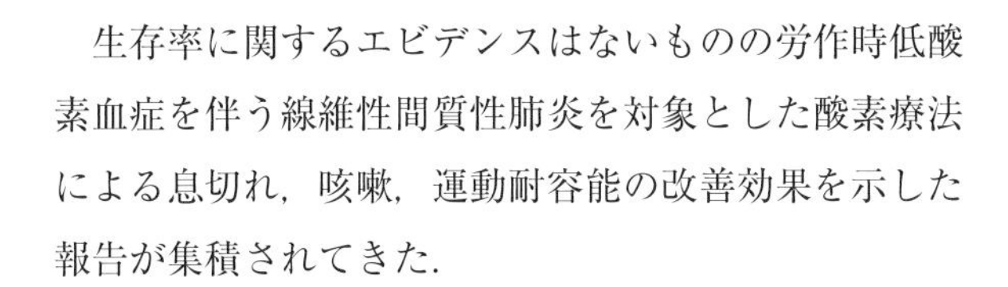

エビデンスのまとめ

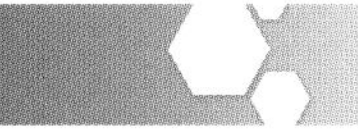

労作時低酸素血症のあるIPFを含む線維性間質性肺炎に対する酸素療法の効果については，3つのランダム化比較試験があった．

オーストラリアのDowmanら[1]は11人のIPFの患者を対象としたランダム化クロスオーバー試験を行った．エルゴメーター使用時に50％濃度の酸素を吸入させると酸素非投与群に比較して運動耐容時間が平均99秒（425秒→524秒，$p=0.002$）延長し，Borg息切れスケールが1（4→3，$p=0.02$）改善した．

英国のViscaら[2]は，安静時低酸素血症がなく，6分間歩行において低酸素血症を伴う線維性間質性肺炎の患者76名を対象にランダム化クロスオーバー試験を行った．2週間酸素療法を施行した群と非投与群の差は6分間歩行距離が18.5 m（95％ CI 10.9～26.1，$p=0.001$），QOLの指標であるK-BILDのtotal scoreが3.7（95％ CI 1.8～5.6，$p<0.0001$），息切れのスコアであるUCSDSOBQが−8.0（95％ CI −12.4～−3.6，$p<0.0001$）といずれの指標も酸素療法により改善した．

オーストラリアのKhorら[3]は24名の6分間歩行試験で低酸素血症を伴う線維性間質性肺炎の患者を対象として三重盲検模擬対照試験を行った．12週間運動時に酸素投与した群は非投与群に比較して6分間歩行距離と息切れは有意差がなかったがLCQの心理的ドメインが0.9（95％ CI 0.2～1.6，$p=0.01$）高くなり咳嗽に関連したQOLの改善が示唆された．

以上3つの臨床試験から，労作時低酸素血症を伴う線維性間質性肺炎患者において，酸素療法が運動耐容能を向上させ，息切れや咳嗽に関するQOLを改善させる可能性が示された．

結　論

以上のようなエビデンスに基づき，ガイドライン作成委員会は，労作時低酸素血症を伴う慢性期のIPF患者に対して酸素療法を行うことを提案する（推奨の強さ2 エビデンスの強さC）と判断した．

注 釈

IPFにおいて，酸素療法は生存率を向上させる根拠はない．労作時低酸素血症を伴うIPF患者に対しては，酸素療法により運動耐容能や咳嗽，息切れなどの改善がみられる傾向はある．

《文献》

1）Dowman LM, McDonald CF, Bozinovski S, et al.：Greater endurance capacity and improved dyspnoea with acute oxygen supplementation in idiopathic pulmonary fibrosis patients without resting hypoxaemia. Respirology 2017；**22**：957-964.
2）Visca D, Mori L, Tsipouri V, et al：Effect of ambulatory oxygen on quality of life for patients with fiibrotic lung disease（AmbOx）：a prospective, open-label, mixed-method, crossover randomized controlled trial. Lancet Respir Med 2018；**6**：759-770.
3）Khor YH, Holland AE, Goh NSL, et al：Ambulatory Oxygen in Fibrotic Interstitial Lung Disease：A Pilot, Randomized, Triple-Blinded, Sham-Controlled Trial. Chest 2020；**158**：234-244.

慢性期

CQ9 IPF 患者に呼吸リハビリテーションは推奨されるか？

推奨文	推奨の強さ	エビデンスの強さ
慢性期の IPF 患者に対して呼吸リハビリテーションを行うことを提案する．	2	B（中）

背 景

IPF 患者ではしばしば運動能力や健康関連 QOL の低下，労作時の息切れを呈するが，それらに対する薬物治療の有効性に関するエビデンスは乏しい．呼吸リハビリテーションは，慢性閉塞性肺疾患（COPD）において運動能力や呼吸器症状を改善することが示されており，近年 IPF においても有効性に関するエビデンスが蓄積されてきている．

エビデンスのまとめ

2021 年のコクラン・レビュー[1]によると，間質性肺疾患（ILD）を対象とした呼吸リハビリテーションの有効性に関する 21 のランダム化比較試験（RCT）（abstract のみを含む）があり，対象疾患は IPF が 9 試験[2〜10]，種々の ILD が 7 試験であった．種々の ILD を対象とした 7 試験のうち，2 試験[11, 12]において IPF を対象とした層別化解析が行われた．IPF 患者を対象とした研究のメタ解析の結果は以下のとおりであった．8 つの RCT[2〜7, 11, 12]で 6 分間歩行距離の評価が可能であり，3 週間から 12 週間のフォローアップ期間で 6 分間歩行距離が平均 37.25 m（95 % CI 26.16〜48.33）増加した．これは IPF における 6 分間歩行距離の最小重要差（MID）29〜34 m を上回る値であった．2 つの RCT[2, 11]で心肺運動負荷試験における最大運動能力（peak work capacity）が評価可能で，3 週間から 12 週間のフォローアップ期間で平均 9.94 watts（95 % CI 6.39〜13.49）増加した．4 つの RCT[2, 3, 11, 12]で息切れの評価が可能で，8 から 12 週間のフォローアップ期間で息切れスコアが平均 0.41 ポイント（95 % CI 0.74〜0.09）低下した．6 つの RCT[2〜4, 8, 10, 12]で SGRQ を用いた QOL の評価が可能で，8 週間から 6 ヵ月のフォローアップ期間で total score が平均 7.91 ポイント（95 % CI 5.26〜10.55）低下した．以上より，IPF において呼吸リハビリテーションが実施後短期の運動耐容能，息切れ，QOL を改善する可能性が示された．一方で，6 ヵ月以上の長期効果は明らかではなかった．また，死亡率は 3 つの RCT[2, 11, 12]で評価可能で，6〜11 ヵ月後の死亡率は介入群のオッズ比（OR）が 0.32（95 % CI 0.08〜1.19）で有意な差を認めなかった．呼吸リハビリテーションと関連した副作用の報告はなかった．

結 論

以上のようなエビデンスに基づき，ガイドライン作成委員会は，慢性期の IPF 患者に対して呼吸リハビリテーションを行うことを提案する（推奨の強さ2 エビデンスの強さB）と判断した．

注　釈

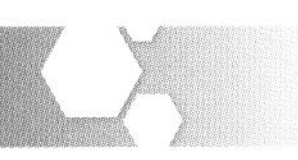

IPFにおける呼吸リハビリテーションの有効性を示した研究では，％FVCの平均が60～80％と中等度の呼吸機能障害を有する症例を対象としており，軽症や重症のIPF患者における効果は不明である．また，長期効果は示されていない．疾患進行を抑えながら呼吸リハビリテーションの効果を持続させることが課題である．

《文献》

1）Dowman L, Hill CJ, May A, et al：Pulmonary rehabilitation for interstitial lung disease. Cochrane Database Syst Rev 2021；**2**：Cd006322.

2）Vainshelboim B, Oliveira J, Yehoshua L, et al：Exercise training-based pulmonary rehabilitation program is clinically beneficial for idiopathic pulmonary fibrosis. Respiration 2014；**88**：378-388.

3）Nishiyama O, Kondoh Y, Kimura T, et al：Effects of pulmonary rehabilitation in patients with idiopathic pulmonary fibrosis. Respirology 2008；**13**：394-399.

4）De Las Heras JC, Hilberg O, Lokke A, et al：Telerehabilitation program in idiopathic pulmonary fibrosis. Eur Respir J 2019；**54**：PA2232.

5）He H, Hao J, Le S, et al：The effect of cardiopulmonary rehabilitation training on lung function in patients with moderate IPF. Clin Pulm Med 2016；**21**：492-494.

6）Jackson RM, Gómez-Marín OW, Ramos CF, et al：Exercise limitation in IPF patients：a randomized trial of pulmonary rehabilitation. Lung 2014；**192**：367-376.

7）Jarosch I, Schneeberger T, Gloeckl R, et al：Short-Term Effects of Comprehensive Pulmonary Rehabilitation and its Maintenance in Patients with Idiopathic Pulmonary Fibrosis：A Randomized Controlled Trial. J Clin Med 2020；**9**：1567.

8）Gaunaurd IA, Gómez-Marín OW, Ramos CF, et al：Physical activity and quality of life improvements of patients with idiopathic pulmonary fibrosis completing a pulmonary rehabilitation program. Respir Care 2014；**59**：1872-1879.

9）Lanza M, Meoli I, Cauteruccio R, et al：Short and long-term eJects of pulmonary rehabilitation in idiopathic pulmonary fibrosis：the evidence of benefits of exercise training. Eur Respir J 2019；**54**（Suppl 63）：PA678.

10）Shen L, Li QH, Weng D：The preliminary evaluation of the eJectiveness and safety of pulmonary fibrosis rehabilitation exercise. Am J Respir Crit Care Med 2016；**193**：A5010.

11）Holland AE, Hill CJ, Conron M, et al：Short term improvement in exercise capacity and symptoms following exercise training in interstitial lung disease. Thorax 2008；**63**：549-554.

12）Dowman LM, McDonald CF, Hill CJ, et al：The evidence of benefits of exercise training in interstitial lung disease：a randomised controlled trial. Thorax 2017；**72**：610-619.

急性増悪

CQ10 IPF 急性増悪患者にパルス療法を含めたステロイド療法は推奨されるか？

推奨文	推奨の強さ	エビデンスの強さ
IPF 急性増悪患者に対してパルス療法を含めたステロイド療法を行うことを提案するが，一部の患者にはこの治療法が合理的な選択肢でない可能性がある.	2	D（非常に低）

背　景

わが国においては，古くから IPF 急性増悪の概念が確立し，高用量ステロイドによる治療が行われてきた．経験的に有効例は確実に存在するが，その有効性を検証したランダム化比較試験（RCT）はこれまで報告されていない．免疫抑制薬や抗凝固薬のステロイド薬への上乗せ効果を検証した報告が散見されているが，いずれもステロイド治療をコントロールアームとする臨床研究である．現在の実臨床において，IPF 急性増悪に対してステロイド療法を行わないプラセボ群を置いた RCT を実施することは，倫理的に困難であると考えられる．

エビデンスのまとめ

IPF 急性増悪の治療では高用量ステロイドが用いられることが多いが，その有効性を検証した RCT はこれまで実施されていない．上記推奨は，IPF 急性増悪の高い死亡率（生存期間中央値約 3～4 ヵ月）[1,2] ならびに実臨床における使用経験やステロイドの有効性を示した症例報告[2~6] に基づいたものである．Hozumi らは，IPF 急性増悪 102 症例の後ろ向き解析において，46 例でステロイドパルス療法と引き続くステロイド維持療法が実施され，急性増悪後 90 日の生存率は 84.8％であったと報告した[6].

一方，後方視的かつ少数例の解析ではあるが，ステロイド療法の有益性を見出せなかったとする研究もある．Farrand ら[7] は，IPF 急性増悪 82 症例（ステロイド投与群 37 例，非投与群 45 例）を後ろ向き解析し，ステロイド治療による院内死亡への影響を評価した[7]．その結果，ステロイド投与と院内死亡に有意な関連は認められず（$p=0.74$），また，人工呼吸管理・ICU 入室・charlson comorbidity index・入院前の呼吸機能で調整した全生存率は，ステロイド投与群で非投与群と比較して有意に低かった（$p=0.019$）.

結　論

以上のようなエビデンスに基づき，ガイドライン作成委員会は IPF 急性増悪患者に対してパルス療法を含めたステロイド療法を行うことを提案する（推奨の強さ 2 エビデンスの強さ D）が，一部の患者にはこの治療法が合理的な選択肢でない可能性があると判断した.

注 釈

ステロイド療法の投与量，投与経路および投与期間に関する具体的な推奨を示すことは困難である．わが国においてはステロイドパルス療法1 g/日，3日間（治療反応性をみながら1週間隔で1〜4コース繰り返す）とその後0.5〜1 mg/kg/日のステロイド維持療法が行われ，状況に応じて，2〜4週ごとに5 mgずつ減量されていることが多い．高齢者，糖尿病患者などにおいては，ステロイド薬の副作用に十分な注意を払う必要がある．またステロイド薬の長期投与を余儀なくされるため，ニューモシスチス肺炎予防のためのST合剤，消化性潰瘍予防のための制酸薬，骨粗鬆症予防薬などの併用が必要となる．

《文献》

1）Suzuki A, Kondoh Y, Brown KK, et al：Acute exacerbations of fibrotic interstitial lung diseases. Respirology 2020；**25**：525-534.
2）Collard HR, Ryerson CJ, Corte TJ, et al：Acute Exacerbation of Idiopathic Pulmonary Fibrosis. An International Working Group Report. Am J Respir Crit Care Med 2016；**194**：265-275.
3）Agarwal R, Jindal SK：Acute exacerbation of idiopathic pulmonary fibrosis：a systematic review. Eur J Intern Med 2008；**19**：227-235.
4）塚本克紀，千田金吾，早川啓史，ほか：急性増悪を呈した特発性間質性肺炎（慢性型）の臨床像の検討．日胸疾会誌 1997；**35**：746-775.
5）高橋　亨，棟方　充，大塚義紀，ほか：特発性間質性肺炎の急性増悪に対するステロイドパルス療法施行例の予後．日胸疾会誌 1997；**35**：9-15.
6）Hozumi H, Hasegawa H, Miyashita K, et al：Efficacy of corticosteroid and intravenous cyclophosphamide in acute exacerbation of idiopathic pulmonary fibrosis：A propensity score-matched analysis. Respirology 2019；**24**：792-798.
7）Farrand E, Vittinghoff E, Ley B, et al：Corticosteroid use is not associated with improved outcomes in acuteexacerbation of IPF. Respirology 2020；**25**：629-635.

急性増悪

CQ11 IPF 急性増悪患者に免疫抑制薬は推奨されるか？

推奨文	推奨の強さ	エビデンスの強さ
IPF 急性増悪患者に対して免疫抑制薬を投与しないことを提案するが，一部の患者にはこの治療法が合理的な選択肢である可能性がある．	2	C （低）

背　景

IPF 急性増悪の治療では高用量ステロイドが用いられることが多いが，ステロイド治療を行っても死亡率が非常に高いことから，予後改善を目的として，ステロイド治療に加えて免疫抑制薬が併用され，その有用性が検討されてきた．

エビデンスのまとめ

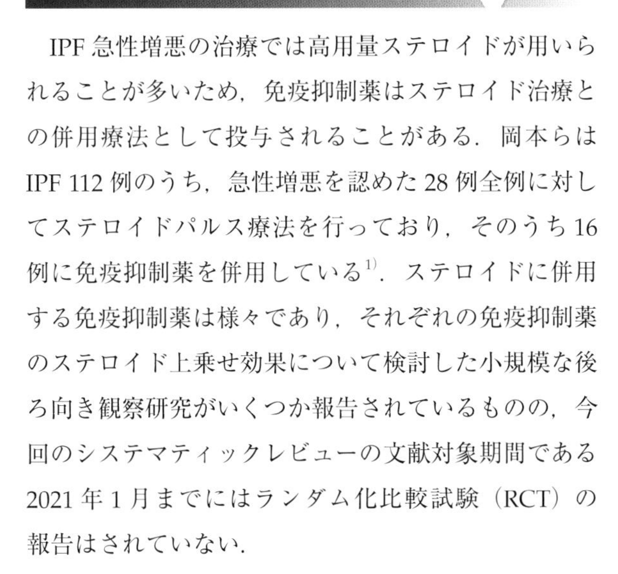

IPF 急性増悪の治療では高用量ステロイドが用いられることが多いため，免疫抑制薬はステロイド治療との併用療法として投与されることがある．岡本らは IPF 112 例のうち，急性増悪を認めた 28 例全例に対してステロイドパルス療法を行っており，そのうち 16 例に免疫抑制薬を併用している[1]．ステロイドに併用する免疫抑制薬は様々であり，それぞれの免疫抑制薬のステロイド上乗せ効果について検討した小規模な後ろ向き観察研究がいくつか報告されているものの，今回のシステマティックレビューの文献対象期間である 2021 年 1 月までにはランダム化比較試験（RCT）の報告はされていない．

シクロスポリン A は，IPF 急性増悪時にステロイド治療に併用することで，ステロイド単独療法と比較して，生存期間延長や生存率の上昇をもたらすことが報告[2~5]されている．一方で，シクロスポリン A を併用しても予後を改善しなかったとの報告もある[1]．さらには，わが国の DPC データベースを用いた後方視的解析において，ステロイド療法にシクロスポリン A を併用した 384 例と併用しなかった 7,605 例の院内死亡率に有意差はなかった[6]．

タクロリムスについては 1 つの小規模後ろ向き観察研究が報告されており，ステロイドおよびタクロリムス併用療法は，ステロイド単独療法と比較し，生存期間延長や生存率上昇をもたらすことが示されている[7]．

シクロホスファミドについては，傾向スコアマッチング法を用いてステロイドおよびシクロホスファミドパルス併用療法をステロイド単独療法と比較した検討において，90 日生存率（$p=0.70$）と累積生存率（$p=0.57$）に有意差を認めなかった[8]．また IPF 急性増悪後の生存者と死亡者を比較した後方視的研究で，シクロホスファミドパルス療法の併用は単変量解析で生存に有意な関連を認めなかった（$p=0.07$）．さらに，わが国の DPC データベースを用いて，気管挿管した IPF 急性増悪患者を後方視的に解析した研究において，ステロイド療法にシクロホスファミドパルス療法を併用した104例と併用しなかった1,734例の院内死亡率に，有意差は認められなかった[9]．

結論

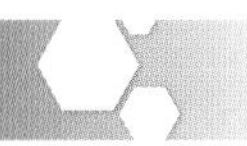

以上のようなエビデンスに基づき，ガイドライン作成委員会は，IPF急性増悪患者に対して免疫抑制薬を投与しないことを提案する（**推奨の強さ2** **エビデンスの強さC**）が，一部の患者にはこの治療法が合理的な選択肢である可能性があると判断した．

注釈

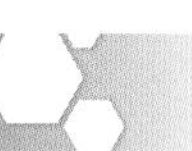

今回のシステマティックレビューの文献対象期間外となる2021年9月に，IPF急性増悪に対する免疫抑制薬併用療法についてのはじめてのRCTが報告された．高用量ステロイド療法にシクロホスファミドパルス療法を行った群（CY群）の3ヵ月の全死亡率は45%，プラセボ群（ステロイド療法単独群）は31%（$p=0.10$）であった[10]．シクロホスファミドパルス療法追加による死亡率減少効果はなく，CY群でプラセボ群より3ヵ月死亡率が高い傾向にあった．この研究結果はシクロホスファミドパルス療法の併用により死亡率が増加する可能性を示唆するものであったため，注釈に記した．また，免疫抑制薬の併用投与には，ステロイド療法と同様に感染症を中心とした有害事象を伴うため，その判断は非常に慎重に行われるべきである．

《文献》

1）岡本竜哉，一安秀範，一門和哉，ほか：特発性肺線維症（IPF）の臨床的検討，急性増悪例の解析．日呼吸会誌 2006；**44**：359-367.
2）Sakamoto S, Homma S, Miyamoto A, et al：Cyclosporin A in the treatment of acute exacerbation of idiopathic pulmonary fibrosis. Intern Med 2010；**49**：109-115.
3）Inase N, Sawada M, Ohtani Y, et al：Cyclosporin A followed by the treatment of acute exacerbation of idiopathic pulmonary fibrosis with corticosteroid. Intern Med 2003；**42**：565-570.
4）本間　栄，川畑雅照，岸　一馬，ほか：間質性肺炎に対するシクロスポリンA投与例の検討．日呼吸会誌 2003；**41**：427-433.
5）Homma S, Sakamoto S, Kawabata M, et al：Cyclosporin treatment in steroid-resistant and acutely exacerbated interstitial pneumonia. Intern Med 2005；**44**：1144-1150.
6）Aso S, Matsui H, Fushimi K, et al：Effect of cyclosporine A on mortality after acute exacerbation of idiopathic pulmonary fibrosis. J Thorac Dis 2018；**10**：5275-5282.
7）Horita N, Akahane M, Okada Y, et al：Tacrolimus and steroid treatment for acute exacerbation of idiopathic pulmonary fibrosis. Intern Med 2011；**50**：189-195.
8）Hozumi H, Hasegawa H, Miyashita K, et al：Efficacy of corticosteroid and intravenous cyclophosphamide in acute exacerbation of idiopathic pulmonary fibrosis：A propensity score-matched analysis. Respirology 2019；**24**：792-798.
9）Aso S, Matsui H, Fushimi K, et al：Systemic glucocorticoids plus cyclophosphamide for acute exacerbation of idiopathic pulmonary fibrosis：a retrospective nationwide study. Sarcoidosis Vasc Diffuse Lung Dis 2019；**36**：116-123.
10）Naccache JM, Jouneau S, Didier M, et al：Cyclophosphamide added to glucocorticoids in acute exacerbation of idiopathic pulmonary fibrosis（EXAFIP）：a randomised, double-blind, placebo-controlled, phase 3 trial. Lancet Respir Med 2022；**10**：26-34.

急性増悪

CQ12 IPF 急性増悪患者に好中球エラスターゼ阻害薬は推奨されるか？

推奨文	推奨の強さ	エビデンスの強さ
IPF 急性増悪患者に対して好中球エラスターゼ阻害薬を投与しないことを提案する.	2	D（非常に低）

背 景

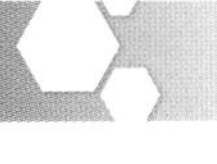

好中球エラスターゼ阻害薬（sivelestat sodium hydrate：SSH）は，臓器障害に関与する酵素である好中球エラスターゼを特異的に阻害する薬剤である．SSH が急性呼吸促迫症候群（acute respiratory distress syndrome：ARDS）における肺の炎症を抑制し臨床経過を改善することが報告された．2000 年までに IPF の急性増悪に対してその有効性を示唆する研究が発表されていたが，2017 年初版ガイドライン発刊以後 IPF の急性増悪において本治療法が有効であるかを検証した論文が見出せなかった．

エビデンスのまとめ

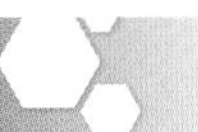

本治療法のランダム化比較試験（RCT）はわが国で第Ⅱ相[1]，第Ⅲ相試験[2] が 1998 年に報告されている．

石井ら[1] による第Ⅱ相試験は，低用量（SSH 0.05 mg/kg/時），高用量（SSH 0.20 mg/kg/時）およびプラセボの 3 群を比較した前向き多施設試験である．90 日生存率は 3 群間で有意差がなかった（低用量群：58.3％，高用量群：52.0％，プラセボ群：42.3％，p= 0.3340）．投与前後の評価で高用量群においてのみ P/F 比が統計学的に有意に改善したが，実薬群とプラセボ群の比較においては有意差が認められなかった．石井ら[2] による第Ⅲ相試験は投与量 0.20 mg/kg/時で 14～28 日間投与した際の臨床効果と安全性を単一群で検討している．90 日生存率 33.3％，投与前後の P/F 比は統計学的に有意に改善した．

これらの第Ⅱ，Ⅲ相試験は 2000 年の ATS/ERS ステートメントで IPF の現在の定義が決められる前に実施されたこと，特に第Ⅲ相試験は，前向き多施設比較試験となっているものの候補となった 34 症例のうち，事前に症例検討会を実施し独自基準で 28 例を抽出しているなど，現在の RCT と比較し方法論が大きく異なっており，改訂版ガイドラインに採用するのは適切ではないと考えた．

さらに前回初版のガイドラインで採用された後ろ向き研究 2 編は，IPF 7 例を含む間質性肺炎の急性増悪 10 例とその他の原因による ARDS の治療成績を比較した症例対照研究と，IPF の急性増悪を SSH で治療した 10 例の症例シリーズでいずれもプラセボとの比較ではなかった．

佐藤ら[3] は SSH を投与した連続 20 例（IPF 7 例および急性間質性肺炎 3 例の 10 例と，その他の原因による ARDS 10 例）を比較した．240 日の観察期間で間質性肺炎群は ARDS 群よりも予後不良であった（log-rank test，p<0.05）．P/F 比は間質性肺炎群では

投与前後で改善傾向にあったが統計学的有意差がなかった．SSH群とプラセボ（無治療）群を比較した研究ではないので，今回の選択基準を満たさないと考えた．

中村ら[4]はSSHを投与したIPF連続10例を報告した．180日の観察期間で4例生存した．生存群と死亡群との比較ではSSHの投与によりP/F比は有意に改善した．発症時KL-6およびSP-Dは生存群で有意に低値であった．本研究もSSH群とプラセボ（無治療）群を比較した研究ではないので，今回の選択基準を満たさないと考えた．

さらに，今回追加で行われたシステマティックレビューではIPF急性増悪を対象にSSHの有効性を検討した新しい研究は見出せなかった．

本薬剤は，IPF急性増悪に保険適用がなく，本来の保険適用であるARDSに対しても人工呼吸管理を実施している患者を対象としていることから，現状実地医療の現場でIPF急性増悪にSSHが使用されていることが少ないと想定される．

結　論

以上のようなエビデンスに基づき，ガイドライン作成委員会は，IPF急性増悪患者に対して好中球エラスターゼ阻害薬を投与しないことを提案する（**推奨の強さ2** **エビデンスの強さD**）と判断した．

注　釈

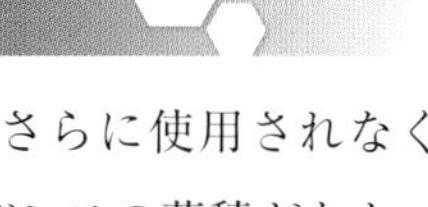

SSHはIPF診療の現場で今後さらに使用されなくなる可能性が高く，新たなエビデンスの蓄積がなかった場合，次回のガイドラインではCQ自体から削除することとなった．

《文献》

1）石井芳樹，北村　諭，安藤正幸，ほか：【ONO-5046・Naの臨床的研究】好中球エラスターゼ阻害剤　ONO-5046・Naの特発性間質性肺炎の急性増悪に対する有効性と安全性の検討　第Ⅱ相試験．臨医薬 1998；**14**：397-420.
2）石井芳樹，北村　諭，吉良枝郎，ほか：【ONO-5046・Naの臨床的研究】好中球エラスターゼ阻害剤　ONO-5046・Naの特発性間質性肺炎の急性増悪に対する有効性，安全性及び有用性の検討　第Ⅲ相試験．臨医薬 1998；**14**：421-446.
3）佐藤長人，須谷顕尚，大谷秀雄，ほか：好中球エラスターゼ阻害剤を使用した急性肺損傷および間質性肺炎症例の臨床的検討．日呼吸会誌 2007；**45**：237-242.
4）中村万里，小倉高志，宮沢直幹，ほか：高度呼吸不全を呈した特発性肺線維症急性増悪におけるシベレスタットナトリウム使用成績と予後因子の検討．日呼吸会誌 2007；**45**：455-459.

急性増悪

CQ13 IPF 急性増悪患者に PMX-DHP 療法は推奨されるか？

推奨文	推奨の強さ	エビデンスの強さ
IPF 急性増悪患者に対して PMX-DHP 療法を行わないことを提案するが，一部の患者にはこの治療法が合理的な選択肢である可能性がある.	2	C（低）

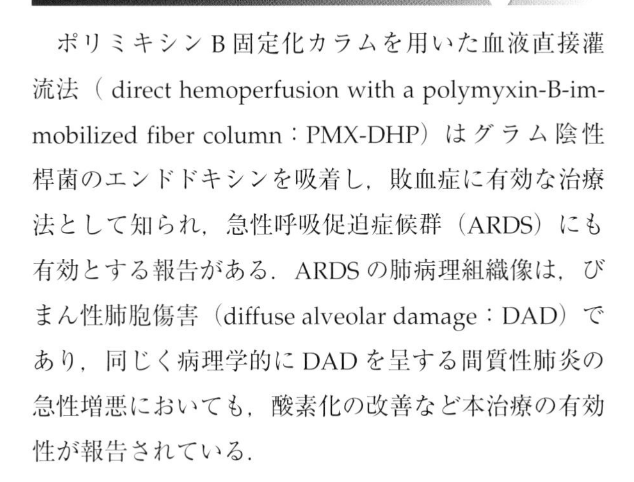

背 景

ポリミキシン B 固定化カラムを用いた血液直接灌流法（direct hemoperfusion with a polymyxin-B-immobilized fiber column：PMX-DHP）はグラム陰性桿菌のエンドドキシンを吸着し，敗血症に有効な治療法として知られ，急性呼吸促迫症候群（ARDS）にも有効とする報告がある．ARDS の肺病理組織像は，びまん性肺胞傷害（diffuse alveolar damage：DAD）であり，同じく病理学的に DAD を呈する間質性肺炎の急性増悪においても，酸素化の改善など本治療の有効性が報告されている．

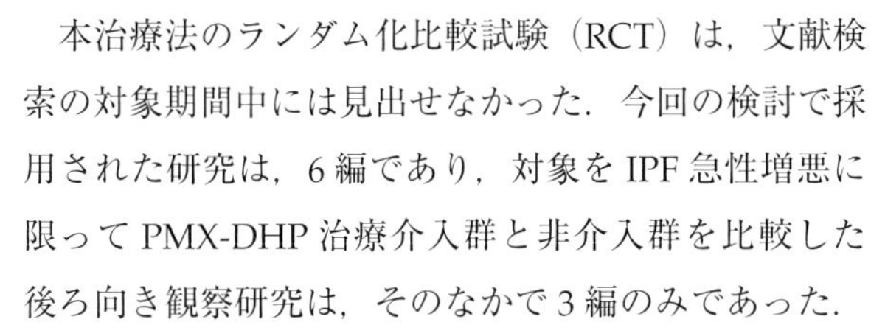

エビデンスのまとめ

本治療法のランダム化比較試験（RCT）は，文献検索の対象期間中には見出せなかった．今回の検討で採用された研究は，6 編であり，対象を IPF 急性増悪に限って PMX-DHP 治療介入群と非介入群を比較した後ろ向き観察研究は，そのなかで 3 編のみであった．

Enomoto ら[1]は，IPF 急性増悪に対しての PMX-DHP 実施例 17 例と非実施例 14 例を比較した．両群間の患者背景には，統計的に差がなく，実施群で有意に 12 ヵ月生存率の改善（48.2％ vs. 5.9％，$p=0.041$）を認め，投与 2 日後の PaO_2/FiO_2 ratio の有意な変化（$p=0.034$）を示した．特に重篤な疾患患者（GAP（Gender-Age-Physiology）ステージⅡまたはⅢ）の 12 ヵ月生存率は実施群で有意に高かった（57.1％ vs. 0％，$p=0.021$）．有害事象は肺血栓塞栓症 1 例のみであった．

Oishi ら[2]は，PMX-DHP 実施例 27 例と非実施例 23 例を比較した．全例ステロイド大量療法が施行されていた．解析の結果，12 ヵ月生存率は，実施群が非実施群に比べ有意に高かった（41.7％ vs. 9.8％，$p=0.040$）．PMX-DHP 療法は生存率の有意な予測因子（HR 0.442，95％ CI 0.223〜0.873，$p=0.019$）であり，PMX 群のサブ解析では，急性増悪発症から PMX 施行までの期間は生存率の有意な予測因子であった（HR 1.080，95 ％ CI 1.001〜1.166，$p=0.049$）．吉田ら[3]は，PMX-DHP 実施例 17 例と非実施例 40 例を比較したが，実施群は統計的に有意な生存率の差を認めなかった（$p=0.387$）．

以上 IPF に限定した 3 つの後ろ向き観察研究は，いずれも症例数の少ない同一単施設からの研究であり，PMX-DHP 実施例の有効性が示唆される結果ではあったが，併用加療の影響もあり，慎重に検討していく必要がある．

結 論

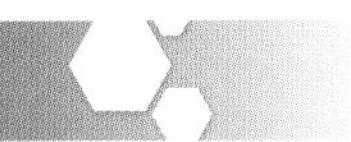

以上のようなエビデンスに基づき，ガイドライン作成委員会は，IPF 急性増悪患者に対して PMX 治療を行わないことを提案する（**推奨の強さ 2 エビデンスの強さ C**）が，一部の患者にはこの治療法が合理的な選択肢である可能性があると判断した．

注 釈

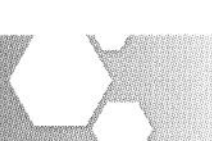

RCT が存在せず，今回のシステマティックレビューによって評価の対象となった論文を検討するも，現時点では強い推奨を行うことはできない．加えて今回，対象群が PMX-DHP 非実施例や IPF が 10 例未満の研究は除外している．

IPF を含む間質性肺炎に対して PMX-DHP 治療介入群と非介入群の検討をしている残りの 3 編においての結果を示す．小牧ら[4]は実施群（6 例中 IPF 5 例），非実施群（15 例中 IPF 10 例）で 28 日と 90 日生存率の改善と，介入後の PaO_2/FiO_2（P/F）比の改善を示した．Furusawa ら[5]は，実施群（24 例中 IPF 10 例）と非実施群（30 例中 IPF 14 例）で生存率に有意差を示なかったが，P/F 比の有意な改善を示した．また Ichiyasu ら[6]の報告では，IPF 急性増悪症例（12 例）だけをみると 90 日死亡率は PMX-DHP 実施例 60%，非実施例 57.1 % であった．疾患重症度としては，GAP ステージ，P/F 比，APACHE Ⅱ score，SOFA（sequential organ failure assessment）score を用いているが，重症度ごとの十分な評価はできていない．また合併症としては，6 編のなかでは，肺血栓塞栓症が 2 例，局所の血腫が 1 例示されているのみである．

これらの結果を踏まえると，少数の患者にはこの治療法が，合理的な選択肢になりうることが考えられ，今後の RCT の結果が期待される．ただし，PMX-DHP 施行するためには設備が必要であり，本治療の実施は限定的である．

《文献》

1）Enomoto N, Mikamo M, Oyama Y, et al：Treatment of acute exacerbation of idiopathic pulmonary fibrosis with direct hemoperfusion using a polymyxin B-immobilized fiber column improves survival. BMC Pulm Med 2015；**15**：15.
2）Oishi K, Aoe K, Mimura Y, et al：Survival from an Acute Exacerbation of Idiopathic Pulmonary Fibrosis with or without Direct Hemoperfusion with a Polymyxin B-immobilized Fiber Column：A Retrospective Analysis. Intern Med 2016；**55**：355.
3）吉田昌弘，馬場智尚，池田　慧，ほか：特発性肺線維症　急性増悪の予後因子の解析　臨床呼吸生理 2013；**45**：31.
4）小牧千人，丹羽　崇，井上洋介：特発性間質性肺炎の急性増悪に対するエンドトキシン吸着療法と血液濾過透析の併用治療の効果の検討．アレルギー 2015；**64**：707.
5）Furusawa H, Sugiura M, Mitaka C, et al：Direct hemoperfusion with polymyxin B-immobilized fibre treatment for acute exacerbation of interstitial pneumonia. Respirology 2017；**22**：1357.
6）Ichiyasu H, Horio Y, Masunaga A, et al：Efficacy of direct hemoperfusion using polymyxin B-immobilized fiber column（PMX-DHP）in rapidly progressive interstitial pneumonias：results of a historical control study and a review of previous studies. Ther Adv Respir Dis 2017；**11**：261.

急性増悪

CQ14 IPF 急性増悪患者にリコンビナントトロンボモジュリンは推奨されるか？

推奨文	推奨の強さ	エビデンスの強さ
IPF 急性増悪患者に対してリコンビナントトロンボモジュリンを投与しないことを提案する.	2	B（中）

背　景

リコンビナントトロンボモジュリン（recombinant thrombomodulin：rTM）は抗凝固作用に加えて，抗炎症作用を持ち合わせており，汎発性血管内血液凝固症（disseminated intravascular coagulation：DIC）の治療薬として臨床使用されている．一方，IPF 急性増悪の病態に，肺内の血管内皮障害や微小循環障害の関与が報告されており，rTM の有用性が検討されてきた．

エビデンスのまとめ

IPF 急性増悪に対する本治療については，2014 年から 2019 年に，複数の観察研究[1~9]により有用性を示す結果が報告された．これらは，すべて日本からの報告であり，90 日生存率は rTM 群が 60〜70％であったのに対して，比較対照群は 35〜48％であり，有意に rTM 群が良好であった．

本治療については，日本国内での多施設共同第Ⅲ相プラセボ対照ランダム化比較試験（RCT）が行われ，Kondoh らによって 2020 年に結果が報告された[10]．90 日生存率は rTM 群 72.5％に対して，プラセボ群 89.2％であり，有用性は認められなかった（p=0.0863）．

一方，有害事象については，観察研究[1~9]および RCT[10]において，対照群と比較して有意な差を認めなかった．rTM 群の出血に関連する有害事象は，観察研究では血尿，血痰が合わせて 0〜9.0％，RCT では 42 例中 10 例（23.8％），そのうち rTM 治療に関連する重篤な出血が計 2 例（4.8％）（肺胞出血，筋肉内出血）であった．

結　論

以上のようなエビデンスに基づき，ガイドライン作成委員会は，IPF 急性増悪患者に対してリコンビナントトロンボモジュリンを投与しないことを提案する（推奨の強さ 2 エビデンスの強さ B）と判断した．

注　釈

CQ に対する RCT は 1 つのみであり，ガイドライン作成委員会の判断において，大きな比重を占めた．この試験[10]は IPF 急性増悪を対象とする世界初の RCT であったが，既報の観察研究[1~9]と比較して，予後良好症例が登録され，プラセボ群においても 90 日生存率が 89.2％と良好であった．また rTM 群に在宅酸素療法使用症例が偏って割り付けられた（rTM群 40.0％ vs. プラセボ群 18.9％）．このため，死亡をプライマリーアウトカムとした際に，治療介入による差を検出しにくかった可能性が示唆される．今後は，実臨床に即した割合で予後不良例を含むコホートを対象として，試験が行われることを期待する．なお，rTM は IPF の急性増悪に対して保険収載はない．

《文献》

1）Tsushima K, Yamaguchi K, Kono Y, et al：Thrombomodulin for acute exacerbations of idiopathic pulmonary fibrosis；a proof of concept study. Pulm Pharmacol Ther 2014；**29**：233-240.

2）Isshiki T, Sakamoto S, Kinoshita A, et al：Recombinant human soluble thrombomodulin treatment for acute exacerbation of idiopathic pulmonary fibrosis；a retrospective study. Respiration 2015；**89**：201-207.

3）Kataoka K, Taniguchi H, Kondoh Y, et al：Recombinant human thrombomodulin in acute exacerbation of idiopathic pulmonary fibrosis. Chest 2015；**148**：436-443.

4）Abe M, Tsushima K, Matsumura T, et al：Efficacy of thrombomodulin for acute exacerbation of idiopathic pulmonary fibrosis and nonspecific interstitial pneumonia：a nonrandomized prospective study. Drug Des Devel Ther. 2015；**9**：5755-5762.

5）阿部岳文，横村光司，後藤彩乃，ほか：特発性肺線維症の急性増悪に対するリコンビナントトロンボモデュリンの有用性．日呼吸会誌 2016；**5**：57-63.

6）Hayakawa S, Matsuzawa Y, Irie T, et al：Efficacy of recombinant human soluble thrombomodulin for the treatment of acute exacerbation of idiopathic pulmonary fibrosis：a single arm, non-randomized prospective clinical trial. Multidiscip Respir Med 2016；**11**：38.

7）Sakamoto S, Shimizu H, Isshiki T, et al：Recombinant human soluble thrombomodulin for acute exacerbation of idiopathic pulmonary fibrosis：A historically controlled study. Respir Investig 2018；**56**：136-143.

8）Arai T, Kida H, Ogata Y, et al：Recombinant thrombomodulin for acute exacerbation in idiopathic interstitial pneumonias. Respirology 2019；**24**：658-666.

9）Sakamoto S, Shimizu H, Isshiki T, et al：Pharmacological treatment of acute exacerbation of idiopathic pulmonary fibrosis：a retrospective study of 88 patients. Sarcoidosis Vasc Diffuse Lung Dis 2019；**36**：176-184.

10）Kondoh Y, Azuma A, Inoue Y, et al：Thrombomodulin alfa for acute Exacerbation of idiopathic pulmonary fibrosis. A randomized, double-blind placebo-controlled trial. Am J Respir Crit Care Med 2020；**201**：1110-1119.

急性増悪

CQ15 IPF 急性増悪患者に抗線維化薬を新たに投与することは推奨されるか？

推奨文	推奨の強さ	エビデンスの強さ
IPF 急性増悪患者に対して抗線維化薬を新たに投与しないことを提案する.	2	D（非常に低）

背　景

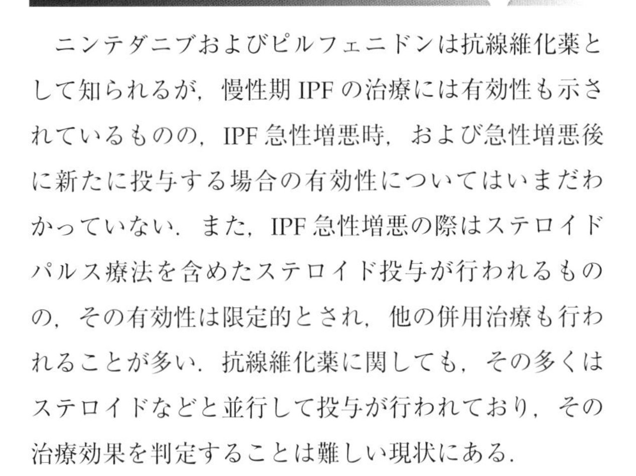

ニンテダニブおよびピルフェニドンは抗線維化薬として知られるが，慢性期 IPF の治療には有効性も示されているものの，IPF 急性増悪時，および急性増悪後に新たに投与する場合の有効性についてはいまだわかっていない．また，IPF 急性増悪の際はステロイドパルス療法を含めたステロイド投与が行われるものの，その有効性は限定的とされ，他の併用治療も行われることが多い．抗線維化薬に関しても，その多くはステロイドなどと並行して投与が行われており，その治療効果を判定することは難しい現状にある．

エビデンスのまとめ

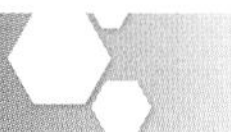

ピルフェニドン，ニンテダニブ両薬剤においてランダム化比較試験（RCT）はなく，ピルフェニドンでは 2 つの後方視的コホート研究があるのみである．

1. ピルフェニドン

RCT はないものの，2 つの後方視症例対照研究の報告がある．

Furuya らは 47 例の IPF 急性増悪に対してピルフェニドン併用の有無における生存率の違いについて検討した[1]．3 ヵ月後の生存率は，全症例においてピルフェニドン併用群で 55%，非併用群で 34% と有意差があり，対象症例のうちのリコンビナントトロンボモジュリン併用症例 22 例において，単変量解析ではピルフェニドン併用例で 3 ヵ月生存が良好であった．ただし，本症例では半数の症例で急性増悪前よりピルフェニドンの投与がなされており，新規投与の有効性は明らかでない

Matsumura らは 31 症例の IPF を含む間質性肺疾患急性増悪症例における急性増悪後の新たなピルフェニドン投与の有無による予後の違いについて検証した[2]．14 例がピルフェニドン併用，17 例が非併用であり，全例で急性増悪後より開始されていた．30 日（78.6 % vs. 64.7 %，$p=0.46$）および 90 日生存率（64.3% vs. 52.9%，$p=0.72$）は両群で有意差はなかった．血清指標では，ピルフェニドン群において白血球数の差（day 1 と day 7・14 との差），血清 CRP 値の差（day 1 と day 7 との差）に有意差があった．HRCT 所見のパターンでは両群での有意差はなかった．

2. ニンテダニブ

ニンテダニブについては RCT，後方視研究を含め報告がない．

結 論

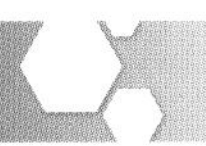

以上のようなエビデンスより，ガイドライン作成委員会では，IPF 急性増悪患者に対して抗線維化薬を新たに投与しないこと提案する（推奨の強さ2 エビデンスの強さD）と判断した．

注 釈

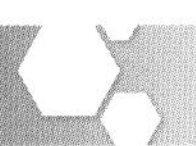

IPF 急性増悪に関する研究は RCT が行いにくいため，後方視的コホート研究が多い．

ピルフェニドン併用関連の報告は上記 2 編だが，ともに少数例の後ろ向き研究である．Furuya らの検討[1)]では，リコンビナントトロンボモジュリンが投与されそのコホートを用いた研究である点でピルフェニドンのみの有効性ではない可能性があり，また急性増悪の前からピルフェニドンが投与されている症例が含まれており，急性増悪時における追加治療としての有効性の判断は困難である．Matsumura らの検討[2)]では急性増悪前よりピルフェニドンを投与されていた症例はあらかじめ除外されているが，背景疾患が IPF ではなく単に間質性肺疾患とされており，IPF も含まれているものの両群 2 例ずつの膠原病関連間質性肺疾患も含まれている点に注意が必要である．本検討は総症例数が少なく，IPF と膠原病関連間質性肺疾患の急性増悪の予後の違いがより結果に影響している可能性もある．

IPF 急性増悪におけるニンテダニブが有効であった報告は，本邦より症例報告が 2 例あるのみであり，今後のデータの蓄積による検証が待たれる．

なお，本 CQ の趣旨とは異なるが，IPF に対して急性増悪前より抗線維化薬投与例が非投与例より急性増悪時の予後が良好との報告[3, 4)]があり，抗線維化薬事前投与による急性増悪発症後の予後改善効果も期待されている．Vianello らは IPF 急性増悪前よりピルフェニドンを投与されていた症例が非投与例よりも生存期間中央値が有意に長かったと報告している（137.0［95 % CI 39.0～373.0］vs. 16.0［95 % CI 14.0～22.0］days；$p=0.0009$）[3)]．Naccache らは IPF 急性増悪に対するシクロホスファミドパルス療法の前向き無作為比較試験において，抗線維化薬事前投与による 90 日死亡のオッズ比は 0.33（95% CI 0.13～0.82）と有意に良好であったと報告している[4)]．

《文献》

1）Furuya K, Sakamoto S, Shimizu H, et al：Pirfenidone for acute exacerbation of idiopathic pulmonary fibrosis：A retrospective study. Respir Med 2017；**126**：93-99.

2）Matsumura T, Tsushima K, Abe M, et al：The effects of pirfenidone in patients with an acute exacerbation of interstitial pneumonia. Clin Respir J 2018；**12**：1550-1558.

3）Vianello A, Molena B, Turato C, et al：Pirfenidone improves the survival of patients with idiopathic pulmonary fibrosis hospitalized for acute exacerbation. Curr Med Res Opin 2019；**35**：1187-1190.

4）Naccache JM, Jouneau S, Didier M, et al：Cyclophosphamide added to glucocorticoids in acute exacerbation of idiopathic pulmonary fibrosis（EXAFIP）：a randomised, double-blind, placebo-controlled, phase 3 trial. Lancet Respir Med 2022；**10**：26-34.

急性増悪

CQ16 IPF 急性増悪患者に高流量鼻カニュラ(HFNC)酸素療法および非侵襲的陽圧換気療法(NPPV)は推奨されるか？

推奨文	推奨の強さ	エビデンスの強さ
IPF 急性増悪患者に対して非侵襲的呼吸補助（HFNC, NPPV）を行うことを提案するが，一部の患者にはこの治療法が合理的な選択肢でない可能性がある.	2	D（非常に低）

背 景

高流量鼻カニュラ(high-flow nasal cannula：HFNC) 酸素療法は，加温・加湿された酸素を鼻カニュラから高濃度で供給することができる呼吸補助装置であり，その簡便性と，酸素化，生存率への有効性が示唆されているため，集中治療室（ICU）における非侵襲的な呼吸補助に使用されることが多くなっている．また非侵襲的陽圧換気療法（noninvasive positive pressure ventilation：NPPV）は，急性呼吸不全（acute respiratory failure：ARF）患者の生存率を高める報告がある．しかし，IPF を含む IP による ARF 患者に対する HFNC の役割は不明であり，また NPPV の影響についてはいくつかの後ろ向き研究があるが，その臨床的有用性は限定的である．

エビデンスのまとめ

HFNC や NPPV と酸素療法との比較試験は行われていない．今回の検討で採用された研究は，HFNC と NPPV とを比較した少数例による後ろ向き比較検討 2 編のみであった．

Omote[1] らは IP に伴う急性呼吸不全患者 32 例を対象に後ろ向きに HFNC 群 13 例，NPPV 群 19 例を比較検討し，30 日死亡率に関して，HFNC は多変量解析で有意差をもって改善を認めた（オッズ比 0.148, 95％ CI 0.025～0.880, $p=0.036$）．挿管率は有意差を認めなかった（8％ vs. 37％：$p=0.069$）．Koyauchi ら[2] は IP に伴う呼吸不全患者 84 例を対象に後ろ向きに HFNC 群 54 例と NPPV 群 30 例を比較検討し，30 日生存率はそれぞれ 31.5％，30.0％，$p=0.86$ で有意差を認めず，院内死亡率もそれぞれ 79.6％，83.3％，$p=0.78$ で有意差を認めなかった．また有害事象はそれぞれ 1.9％，23.3％，$p=0.003$ で HFNC 群において有意に少なかった．息切れは HFNC 群，NPPV 群ともに装着前後で変わらなかった（$p=0.07$, $p=0.69$）．また病院で死亡した症例のうち，HFNC 群は，死亡直前まで経口摂取が $p=0.037$ をもって有意に可能となり，会話能力が $p=0.042$ をもって有意に良好であった．

結 論

以上のようなエビデンスに基づき，ガイドライン作成委員会は，IPF 急性増悪患者に対して非侵襲的呼吸補助（HFNC, NPPV）を行うことを提案する

（推奨の強さ２ エビデンスの強さＤ）が，一部の患者にはこの治療法が合理的な選択肢でない可能性があると判断した．

注 釈

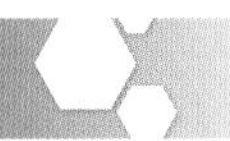

RCT が存在せず，対象疾患に IPF 急性増悪が含まれない研究，比較対象群がない研究は除いた理由で今回対象となった論文が後ろ向き観察研究の 2 編のみであった．また Omote ら[1] の報告では IPF の急性増悪が 18 例（56％）であり，Koyauchi ら[2] の報告では IPF が 44 例（52％）であり，急性増悪かは不明であった．また酸素療法との比較ではなく HFNC と NPPV との比較であることより，現在はエビデンスに基づいた強い推奨を行うことはできない．そのため今後 IPF 急性増悪例に対して，酸素投与群との比較試験があれば，より推奨度が高くなる可能性がある．

《文献》

1）Omote N, Matsuda N, Hashimoto N, et al：High-flow nasal cannula therapy for acute respiratory failure in patients with interstitial pneumonia：a retrospective observational study. Nagoya J Med Sci 2020；**82**：301-313.
2）Koyauchi T, Hasegawa H, Kanata K, et al：Efficacy and Tolerability of High-Flow Nasal Cannula Oxygen Therapy for Hypoxemic Respiratory Failure in Patients with Interstitial Lung Disease with Do-Not-Intubate Orders：A Retrospective Single-Center Study. Respiration 2018；**96**：323-329.

合併肺癌

CQ17 IPF を含む IP 合併肺癌患者に外科治療は推奨されるか？

推奨文	推奨の強さ	エビデンスの強さ
IPF を含む IP 合併肺癌患者に対して外科治療を行うことを提案するが，一部の患者にはこの治療法が合理的な選択肢でない可能性がある．	2	C（低）

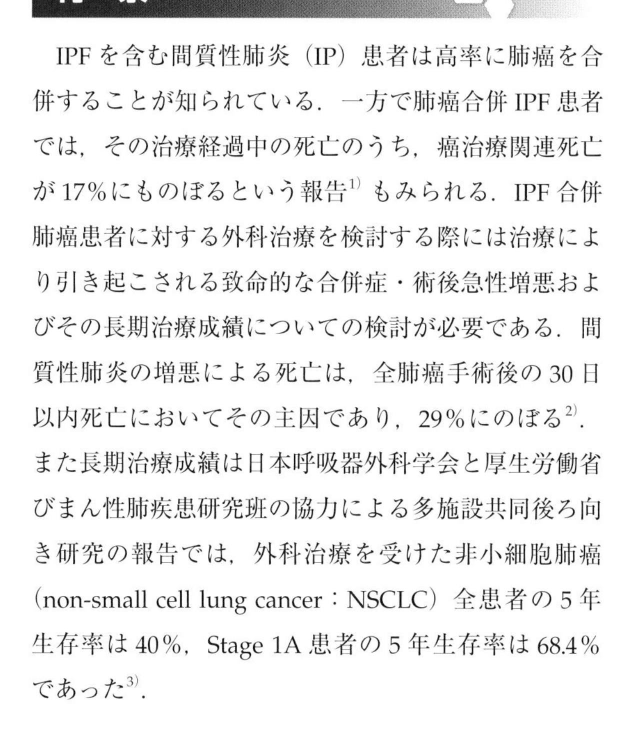

背景

IPF を含む間質性肺炎（IP）患者は高率に肺癌を合併することが知られている．一方で肺癌合併 IPF 患者では，その治療経過中の死亡のうち，癌治療関連死亡が 17％にものぼるという報告[1]もみられる．IPF 合併肺癌患者に対する外科治療を検討する際には治療により引き起こされる致命的な合併症・術後急性増悪およびその長期治療成績についての検討が必要である．間質性肺炎の増悪による死亡は，全肺癌手術後の 30 日以内死亡においてその主因であり，29％にのぼる[2]．また長期治療成績は日本呼吸器外科学会と厚生労働省びまん性肺疾患研究班の協力による多施設共同後ろ向き研究の報告では，外科治療を受けた非小細胞肺癌（non-small cell lung cancer：NSCLC）全患者の 5 年生存率は 40％，Stage 1A 患者の 5 年生存率は 68.4％であった[3]．

エビデンスのまとめ

IPF を含む IP 合併肺癌患者に対する手術治療に関しての報告は種々あるが[3〜25]，RCT はなく，ほとんどが単施設のケースコントロールスタディである．また手術例の報告では画像診断上 IP と診断を行っていることが多く，報告により IPF 以外の間質性肺炎が様々な割合で含まれている．IP 合併肺癌の術後急性増悪（acute exacerbation：AE）発症率や全生存期間は術式の違いに加え，手術前の IP の重症度が影響する可能性がある．少数例の後ろ向き研究ではこれらの要因が十分検討されておらず，症例の術式や IP の重症度による選択バイアスが存在すると考えられ，不確実性が大きい．その点，Sato らの報告[3,16]は症例数が多く（1,763 例），多施設研究であるので，不確実性は減少するが，後ろ向きのアンケート調査であり，一定のバイアスが存在する．

1. 術後合併症について

ほとんどの IP 合併肺癌患者の手術症例の検討では術後急性増悪について解析がなされている[3〜18,20〜23]．一方で，急性増悪以外の術後合併症に関しては報告が少ない．また 1,763 例を対象とした Sato らの報告[16]を除き解析対象例数が限られている（10〜107 例）．Fukui らの報告[17]では肺気腫合併肺線維症（combined pulmonary fibrosis and emphysema：CPFE）の 137 例が解析の対象となっている．これらの報告では術後急性増悪の発症率は，0〜75％とばらつきがある．AE 発症後の致死率は 33.3～100％と幅があるものの高率である．Sato らによると画像上何らかの間質性肺炎を指摘された NSCLC 合併患者の手術後 AE 発症はリスク 9.3％，死亡率 43.9％と報告されている[16]．画像上 UIP パターンを対象としたサブグループ解析 1,300 例では AE リスクは 10.3％であった．さらにこの文献では独立した危険因子として，過去の急性増悪の既往・手術術式・画像上 UIP パターン・男性・術前ステロイド治療の有無・KL-6 値・％VC の 7 因子が指摘されており，これらによるリスクスコアが提案されている[26]．術式では部分切除術と比べた場合，葉・区域切除の術後急性増悪発症のハザード比は 2.91（95％ CI 1.453～5.847，p＝0.0026）と報告されている[16]．

2. 治療成績について

生存期間についての報告は限られている[3, 5, 8, 18, 19, 24]．RCT はなく，Sato らによる 1,763 例を除き単施設かつ少数の患者を対象とした報告（21～107 例）[3] であり，IIPs，間質性肺疾患（ILDs）も対象としていることに注意が必要である．この報告[3] では NSCLC で全手術例の 5 年生存率は 40％・肺癌病理病期（第 6 版）別 5 年生存率はⅠA 59％，ⅠB 42％，ⅡA 43％，ⅡB 29％，ⅢA 25％，ⅢB 17％，Ⅳ 17％とされている．肺癌登録合同委員会の調査において NSCLC の全手術例における 5 年生存率は 61.4％，病理病期別ⅠA 83.9％，ⅠB 66.3％，ⅡA 61.0％，ⅡB 47.4％，ⅢA 32.8％，ⅢB 29.6％ Ⅳ 23.1％と報告されていることを付記する[27]．Sato の報告[3] では Stage ⅠA における術式別 5 年生存率は部分切除 33.2％，区域切除術 61％，葉切除術 68.4％であり，年齢・性別・％VC で調整したロジスティック回帰分析では部分切除は葉切除に比べて死亡のオッズ比は 2.98（95％ CI 1.56～5.68，p＝0.001）であり，部分切除が癌死のリスクが高く，葉切除に比して予後不良であることが示された．また独立した予後因子として％VC があり，Stage ⅠA の 5 年生存率は，％VC≦80％（63 例）では 20％，％VC≧80％（477 例）では 64.3％であった．術式と治療成績について検討した他の報告として単施設後ろ向き研究がある[19]．この研究では 3 年全生存率が葉切除（50 例）67.1％に対し，区域切除または部分切除（57 例）で 81.9％であり統計学的に有意差はなかったが（HR 1.82，95％ CI 0.81～4.06，p＝0.19），区域切除・部分切除が Stage 1 IP 合併肺癌でよい成績となる可能性を指摘している．両群で AE の発症に差はなかった．この報告を受けて 4 cm 以下の大きさの肺癌に対して葉切除対部分切除または区域切除の第Ⅲ相試験が 2018 年より開始されている（JCOG1708）[28]．

結論

以上のようなエビデンスに基づき，ガイドライン作成委員会は，IPF を含む IP 合併肺癌患者に対して外科治療を行うことを提案する（**推奨の強さ 2 エビデンスの強さ C**）が，一部の患者にはこの治療法が合理的な選択肢でない可能性があると判断した．

注釈

当該患者にとって手術療法を提案されるが，AE のリスクおよび手術治療のベネフィットを医療者・患者双方が理解することが重要である．AE リスクの高い患者に対して術式の選択により AE 発症リスクを低下できる可能性があるが，sublobar resection では癌のコントロールが不良である可能性に留意する必要がある．現在 4 cm 以下の肺癌症例に対して葉切除と sublobar resection を比較する第Ⅲ相試験が進行中である．AE リスクを下げる別の方策としての予防投与薬の投与については CQ18 を参照いただきたい．

《文献》

1）Tomassetti S, Gurioli C, Ryu JH, et al：The impact of lung cancer on survival of idiopathic pulmonary fibrosis. Chest 2015；**147**：157-164.
2）Committee for Scientific Affairs, The Japanese Association for Thoracic Surgery, Shimizu H, et al：Thoracic and cardiovascular surgeries in Japan during 2018：Annual report by the Japanese Association for Thoracic Surgery. Gen Thorac Cardiovasc Surg 2021；**69**：179-212.

3）Sato T, Watanabe A, Kondo H, et al：Long-term results and predictors of survival after surgical resection of patients with lung cancer and interstitial lung diseases. J Thorac Cardiovasc Surg 2015；**149**：64-69, 70 e1-2.

4）植田真三久，坪田紀明，松岡英仁，ほか：原発性肺癌手術における周術期合併症の対策．日呼外会誌 2001；**15**：736-740.

5）Fujimoto T, Okazaki T, Matsukura T, et al：Operation for lung cancer in patients with idiopathic pulmonary fibrosis：surgical contraindication? Ann Thorac Surg 2003；**76**：1674-1678；discussion 1679.

6）Koizumi K, Hirata T, Hirai K, et al：Surgical treatment of lung cancer combined with interstitial pneumonia：the effect of surgical approach on postoperative acute exacerbation. Ann Thorac Cardiovasc Surg 2004；**10**：340-346.

7）渡辺 敦，小柳哲也，大澤久慶，ほか：間質性肺病変を伴う肺癌手術―とくに非合併例との比較．胸部外科 2005；**58**：9-14.

8）鈴木秀海，関根康雄，坂入祐一，ほか：間質性肺炎合併肺癌患者のCTスコア化による術後急性増悪症例の検討．臨呼吸生理 2006；**38**：115-117.

9）磯部和順，秦 美暢，伊藤貴文，ほか：通常型間質性肺炎合併肺癌における治療後急性増悪の検討．臨呼吸生理 2009；**41**：15-18.

10）村岡昌司，赤嶺晋治，土谷智史，ほか：間質性肺炎合併肺癌の周術期ステロイドおよびerythromycin投与の有用性．胸部外科 2007；**60**：871-878.

11）Shintani Y, Ohta M, Iwasaki T, et al：Predictive factors for postoperative acute exacerbation of interstitial pneumonia combined with lung cancer. Gen Thorac Cardiovasc Surg 2010；**58**：182-185.

12）Sakamoto S, Homma S, Mun M, et al：Acute exacerbation of idiopathic interstitial pneumonia following lung surgery in 3 of 68 consecutive patients：a retrospective study. Intern Med 2011；**50**：77-85.

13）宮本 篤，花田豪郎，宇留賀公紀，ほか：【IPF合併肺癌の治療】手術例の全国アンケート調査．日胸臨 2011；**70**：796-803.

14）Mizuno Y, Iwata H, Shirahashi K, et al：The importance of intraoperative fluid balance for the prevention of postoperative acute exacerbation of idiopathic pulmonary fibrosis after pulmonary resection for primary lung cancer. Eur J Cardiothorac Surg 2012；**41**：e161-e165.

15）佐野 厚，三枝良輔，高橋剛史，ほか：肺気腫と間質性肺炎を伴った原発性肺癌手術例の術後合併症についての検討．臨呼吸生理 2013；**45**：35-37.

16）Sato T, Teramukai S, Kondo H, et al：Impact and predictors of acute exacerbation of interstitial lung diseases after pulmonary resection for lung cancer. J Thorac Cardiovasc Surg 2014；**147**：1604-1611 e3.

17）Fukui M, Suzuki K, Matsunaga T, et al：Outcomes of lung cancer resection for patients with combined pulmonary fibrosis and emphysema. Surg Today 2016；**46**：341-347

18）Sato S, Koike T, Hashimoto T, et al：Surgical Outcomes of Lung Cancer Patients with Combined Pulmonary Fibrosis and Emphysema and Those with Idiopathic Pulmonary Fibrosis without Emphysema. Ann Thorac Cardiovasc Surg 2016；**22**：216-223.

19）Tsutani Y, Mimura T, Kai Y, et al：Outcomes after lobar versus sublobar resection for clinical stage I non-small cell lung cancer in patients with interstitial lung disease. J Thorac Cardiovasc Surg 2017；**154**：1089-1096 e1.

20）Fukui M, Takamochi K, Oh S, et al：Study on Perioperative Administration of a Neutrophil Elastase Inhibitor for Interstitial Pneumonias. Ann Thorac Surg 2017；**103**：1781-1787.

21）Taniguchi D, Yamasaki N, Miyazaki T, et al：The surgical outcomes of lung cancer combined with interstitial pneumonia：a single-institution report. Surg Today 2017；**47**：1397-1404.

22）Watanabe Y, Kawabata Y, Koyama N, et al：A clinicopathological study of surgically resected lung cancer in patients with usual interstitial pneumonia. Respir Med 2017；**129**：158-163.

23）Taya T, Chiba H, Yamada G, et al：Risk factors for acute exacerbation of idiopathic interstitial pneumonia in patients undergoing lung cancer treatment. Jpn J Clin Oncol 2019；**49**：1126-1133.

24）Ito H, Nakayama H, Yokose T, et al：A prophylaxis study of acute exacerbation of interstitial pneumonia after lung cancer surgery. Jpn J Clin Oncol 2020；**50**：198-205.

25）Kanayama M, Mori M, Matsumiya H, et al：Perioperative pirfenidone treatment for lung cancer patients with idiopathic pulmonary fibrosis. Surg Today 2020；**50**：469-474.

26）Sato T, Kondo H, Watanabe A, et al：A simple risk scoring system for predicting acute exacerbation of interstitial pneumonia after pulmonary resection in lung cancer patients. Gen Thorac Cardiovasc Surg 2015；**63**：164-172.

27）Asamura H, Goya T, Koshiishi Y, et al：A Japanese Lung Cancer Registry study：prognosis of 13,010 resected lung cancers. J Thorac Oncol 2008；**3**：46-52.

28）Tanaka K, Tsutani Y, Wakabayashi M, et al：Sublobar resection versus lobectomy for patients with resectable stage I non-small cell lung cancer with idiopathic pulmonary fibrosis：a phase III study evaluating survival（JCOG1708, SURPRISE）. Jpn J Clin Oncol 2020；**50**：1076-1079.

合併肺癌

CQ18 IPF を含む IP 合併肺癌患者に術後急性増悪の予防投薬は推奨されるか？

推奨文	推奨の強さ	エビデンスの強さ
IPF を含む IP 合併肺癌患者に対して術後急性増悪の予防投薬を行わないことを提案するが，一部の患者にはこの治療法が合理的な選択肢である可能性がある．	2	C（低）

背 景

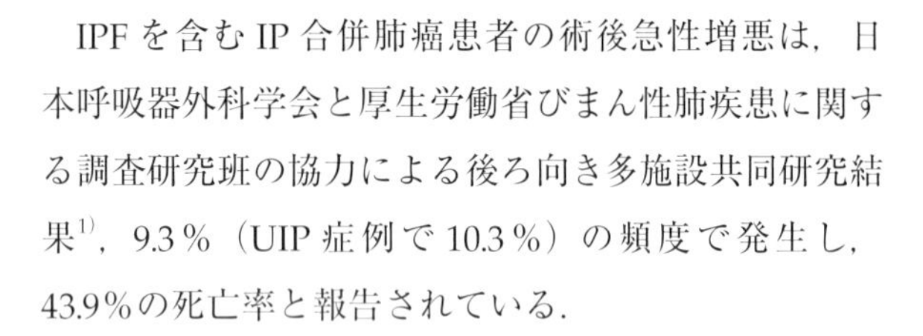

IPF を含む IP 合併肺癌患者の術後急性増悪は，日本呼吸器外科学会と厚生労働省びまん性肺疾患に関する調査研究班の協力による後ろ向き多施設共同研究結果[1]，9.3％（UIP 症例で 10.3％）の頻度で発生し，43.9％の死亡率と報告されている．

エビデンスのまとめ

IPF を含む IP 合併肺癌の術後急性増悪予防を目的とした投薬については，少数例での報告だが，シベレスタット[2〜6]（文献 3〜5 はステロイドと併用），ステロイド[7]，トコフェロール[8]（マクロライドと併用），ウリナスタチン[9]，ピルフェニドン[10〜12]などが報告されている．

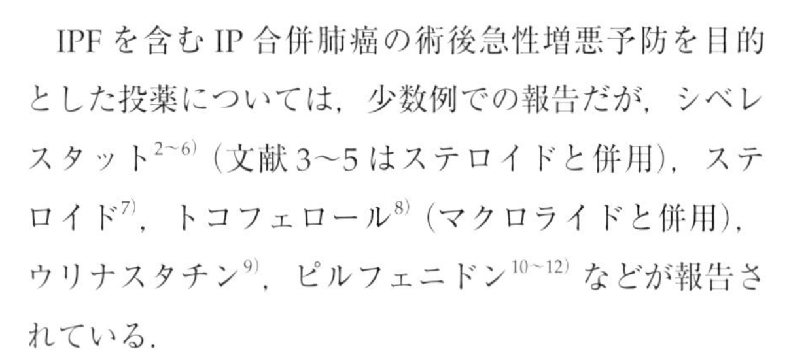

シベレスタットは症例数 10〜31 例の少数例で術後急性増悪の発症例はないと報告されてきたが[2〜4]，その後の後ろ向き研究では単剤[6]またはステロイドとの併用で有効性が確認されなかった[5]．投薬は比較的安全に可能であり[5]，大内らにより報告[3]されている副作用は肝障害であった．

ステロイドは国内で前向き多施設のランダム化比較試験（RCT）の報告があるが[7]，ステロイド投与群で非投与群に比べて術後急性増悪が有意に多く発症し（$p = 0.03$），試験が中止となった．

トコフェロール[8]やウリナスタチン[9]による検討では術後急性増悪発症例はなかったが，症例数がそれぞれ 8 例，9 例と少ない．

ピルフェニドンは後ろ向き研究で非投与群に比べて，投与群で術後 30 または 90 日[10]，で急性増悪が抑制されたとする報告がある．また投与群 28 例に対して非投与群 72 例において術後 90 日の中〜高リスク患者[11]という条件下で急性増悪が抑制されていたという報告がある．副作用として忍容性のある悪心，光線過敏，便秘が認められる[10]．現在，有効性の示された第Ⅱ相試験[12]をもとに本邦で多施設前向き第Ⅲ相試験を実施中である．

これら個々の薬剤効果に関する比較的少数例の検討のほかには，IP 合併肺癌を対象とした大規模な後ろ向き研究[1, 13]において，予防薬投与例が報告されている．Sato らによるもの[1]は IP 合併肺癌 1,763 例を対象とし，これまで報告された中で最大の症例数を含む後ろ向き研究である．544 例の予防投薬症例の検討を含んでいるが，シベレスタット，ステロイド，ウリナスタチンによる術前の急性増悪予防投与の効果は認められなかった．宮本らによるもの[13]は同様に 206 例を対象とした後ろ向き研究で，94 例の予防投薬症例（シベレスタット，ステロイド，マクロライド，ウリナスタチン，メシル酸ガベキサート，バルサルタン，カルボシステイン，トコフェロールの使用症例）が含まれていたが，用量および投与期間が多岐にわたり，背景を揃えて増悪の発症頻度を比較検討することはできなかったとしている．ただし，これらの検討には，比較的新しい薬剤であるピルフェニドンの使用症例は含まれていなかった．

これまでの報告は少数例での検討が多く，急性増悪発症率をこれらの薬剤が軽減できるのか結論を出すのに十分な情報がない．また，これらの薬剤の予防投与が全生存期間を改善するかは検討されていない．安全性，副作用に関しても報告が少なく，リスク・ベネフィットの評価が困難である．

結　論

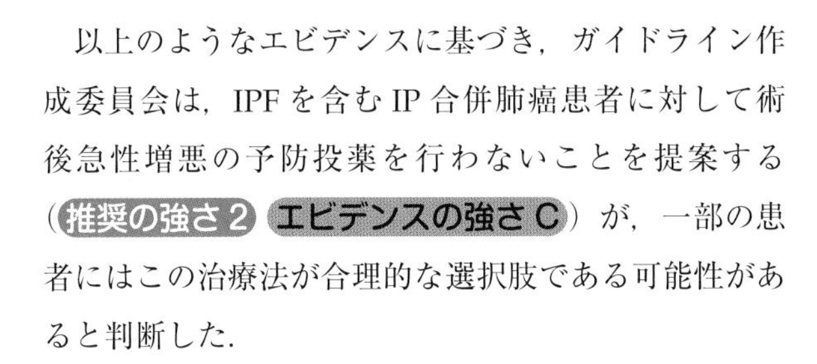

以上のようなエビデンスに基づき，ガイドライン作成委員会は，IPF を含む IP 合併肺癌患者に対して術後急性増悪の予防投薬を行わないことを提案する（推奨の強さ 2 エビデンスの強さ C）が，一部の患者にはこの治療法が合理的な選択肢である可能性があると判断した．

注　釈

結論のとおり，現時点では予防投薬を推奨するに足るだけのエビデンスは示されていないが，43.9％と報告[1]される術後急性増悪の高い死亡率を考慮すると，予防投薬により急性増悪のリスクを軽減できることが証明されれば，利益は大きいと考えられる．

《文献》

1）Sato T, Teramukai S, Kondo H, et al：Impact and predictors of acute exacerbation of interstitial lung diseases after pulmonary resection for lung cancer. J Thorac Cardiovasc Surg 2014；**147**：1604-1611 e3.

2）藤原俊哉，片岡和彦，松浦求樹，ほか：特発性肺線維症合併肺癌に対するシベレスタットナトリウムの術後急性増悪予防的効果の検討．新薬と臨 2009；**58**：1435-1438.

3）大内政嗣，井上修平，尾崎良智，ほか：間質性肺炎合併肺癌に対する周術期ステロイドとシベレスタットの使用経験．日呼外会誌 2012；**26**：490-497.

4）Ito H, Nakayama H, Yokose T, et al：Prophylaxis for acute exacerbation of interstitial pneumonia after lung resection. Asian Cardiovasc Thorac Ann 2014；**22**：948-954.

5）Ito H, Nakayama H, Yokose T, et al：A prophylaxis study of acute exacerbation of interstitial pneumonia after lung cancer surgery. Jpn J Clin Oncol 2020；**50**：198-205.

6）Fukui M, Takamochi K, Oh S, et al：Study on Perioperative Administration of a Neutrophil Elastase Inhibitor for Interstitial Pneumonias. Ann Thorac Surg 2017；**103**：1781-1787.

7）青山克彦，金沢　実，金子公一，ほか：肺線維化病変合併肺癌症例の術後急性増悪に対するステロイド予防投与．臨呼吸生理 2003；**35**：123-126.

8）田中明彦，原田　亮，村木里誌，ほか：【間質性肺病変を伴う肺癌手術】周術期管理　間質性肺炎合併肺癌例の術後急性増悪に対する有効な予防法．胸部外科 2005.；**58**：41-45.

9）Yamauchi Y, Izumi Y, Inoue M, et al：Safety of postoperative administration of human urinary trypsin inhibitor in lung cancer patients with idiopathic pulmonary fibrosis. PLoS One 2011；**6**：e29053.

10）Iwata T, Yoshida S, Fujiwara T, et al：Effect of Perioperative Pirfenidone Treatment in Lung Cancer Patients With Idiopathic Pulmonary Fibrosis. Ann Thorac Surg 2016；**102**：1905-1910.

11）Kanayama M, Mori M, Matsumiya H, et al：Perioperative pirfenidone treatment for lung cancer patients with idiopathic pulmonary fibrosis. Surg Today 2020；**50**：469-474.

12）Iwata T, Yoshino I, Yoshida S, et al：A phase II trial evaluating the efficacy and safety of perioperative pirfenidone for prevention of acute exacerbation of idiopathic pulmonary fibrosis in lung cancer patients undergoing pulmonary resection：West Japan Oncology Group 6711 L（PEOPLE Study）. Respir Res 2016；**17**：90-90.

13）宮本　篤，花田豪郎，宇留賀公紀，ほか：【IPF 合併肺癌の治療】手術例の全国アンケート調査．日胸臨 2011；**70**：796-803.

合併肺癌

CQ19 IPF を含む IP 合併肺癌患者に細胞傷害性抗がん薬は推奨されるか？

推奨文	推奨の強さ	エビデンスの強さ
IPF を含む IP 合併肺癌患者に対して細胞傷害性抗がん薬を投与することを提案するが，一部の患者にはこの治療法が合理的な選択肢でない可能性がある．	2	C（低）

背　景

IP，特に IPF では高頻度に肺癌を合併し IPF 患者の死因として重要な位置を占める．肺癌診療の観点からは IP はありふれた併存症のひとつであるが，既存肺の IP は，化学療法時の致命的な薬剤性肺障害もしくは IP（triggered）急性増悪の危険因子であり，癌治療の最大の懸念材料となっている．急性増悪のリスクのため IP 合併肺癌は臨床試験の対象から除外されており，かつ大規模前向き研究も困難であるため，本病態における細胞傷害性化学療法の有用性については，信頼性の高いエビデンスが存在していない．

エビデンスのまとめ

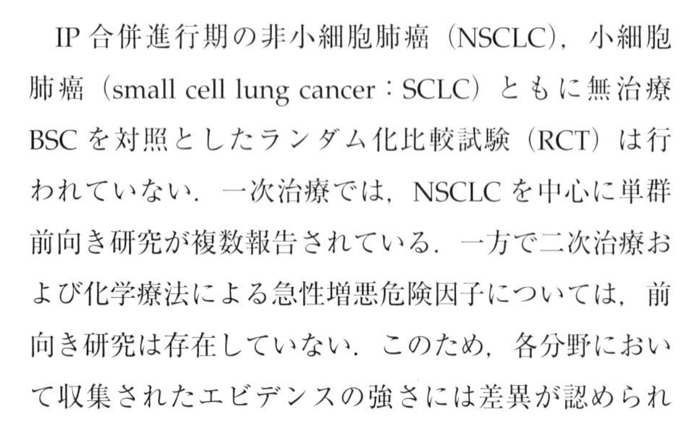

IP 合併進行期の非小細胞肺癌（NSCLC），小細胞肺癌（small cell lung cancer：SCLC）ともに無治療 BSC を対照としたランダム化比較試験（RCT）は行われていない．一次治療では，NSCLC を中心に単群前向き研究が複数報告されている．一方で二次治療および化学療法による急性増悪危険因子については，前向き研究は存在していない．このため，各分野において収集されたエビデンスの強さには差異が認められる．また，対象患者を IPF に限定した研究は乏しいため，原則として IPF を含むと考えられる研究が評価対象とされた．

1．非小細胞肺癌の一次治療（前向き研究のみ）

以下に NSCLC の一次治療における前向き研究のエビデンスを記載する．これらはすべて単群の前向き介入研究である．対象を IPF に限定した研究は存在しないため，IPF を含む特発性間質性肺炎（IIPs）もしくは間質性肺疾患（ILD）を対象とした研究を記載対象としており，研究ごとに対象患者が異なっていることには留意して結果を解釈する必要がある．

Kenmotsu ら[1)] は，ILD 合併 NSCLC 患者 94 例（うち UIP パターン 50 例）に対して，一次治療としてカルボプラチン（CBDCA）+ ナブパクリタキセル（nab-PTX）療法の安全性と有効性を前向きに検討した．急性増悪は 94 例全体では 4 例（4.3％），UIP パターンの 50 例では 3 例（6.0％）に発症し，ORR 51％，PFS 中央値 6.2 ヵ月，MST は 15.1 ヵ月であった．治療関連死は 2 例（2.1％）で認められた．

Asahina ら[2)] は，ILD 合併 NSCLC 患者 36 例（うち UIP パターン 12 例）に対して，一次治療として

CBDCA＋nab-PTX療法の安全性と有効性を前向きに検討した．急性増悪は36例中2例（5.6％）に発症し，ORR 55.6％，PFS中央値5.3ヵ月，MSTは15.4ヵ月であった．治療関連死は1例（2.8％）で認められた．

Minegishiら[3]は，IIPs合併NSCLC患者18例（うちIPF 6例）に対して，一次治療としてCBDCA＋weekly PTX療法の安全性と有効性を前向きに検討した．急性増悪は18例中1例（5.6％）に発症し，ORR 61％，PFS中央値5.3ヵ月，MSTは10.6ヵ月であった．治療関連死は1例（5.6％）で認められた．

Fukuizumiら[4]は，IIPs合併NSCLC患者35例（うちUIPパターン18例）に対して，一次治療としてCBDCA＋weekly PTX療法の安全性と有効性を前向きに検討した．急性増悪は35例中4例（12.1％）に発症し，ORR 69.7％，PFS中央値6.3ヵ月，MSTは19.8ヵ月であった．治療関連死は認められなかった．

Hanibuchiら[5]は，ILD合併NSCLC患者33例（うちUIPパターン22例）に対して，一次治療としてCBDCA＋S-1療法の安全性と有効性を前向きに検討した．急性増悪は33例中2例（6.1％）に発症し，ORR 33.3％，PFS中央値4.8ヵ月，MSTは12.8ヵ月であった．治療関連死は1例（3.0％）で認められた．

Sekineら[6]はILD合併NSCLC患者21例（うちUIPパターン12例）に対して，一次治療としてCBDCA＋S-1療法の安全性と有効性を前向きに検討した．急性増悪は21例中2例（9.5％）に発症し，ORR 33％，PFS中央値4.2ヵ月，MSTは9.7ヵ月であった．治療関連死は認められなかった．

2. 小細胞肺癌の一次治療

①前向き研究

Minegishiら[7]はIIPs合併SCLC患者17例（うちIPF 8例）に対して，一次治療としてCBDCA＋エトポシド（VP-16）療法の安全性と有効性を前向きに検討した．急性増悪は17例中1例（5.9％）に発症し，ORR 88.2％，PFS中央値5.5ヵ月，MSTは8.7ヵ月であった．治療関連死は1例（5.9％）で認められた．

②後ろ向き研究で対象疾患・レジメンを限定したもの

Watanabeら[8]は，一次治療としてCBDCAまたはCDDP＋VP-16療法を行ったIPF合併SCLC患者11例を対象に後ろ向きに検討した．急性増悪は4例（36.4％）に発症し，うち3例が死亡した．ORRはそれぞれ62.5％/66.7％，PFS中央値は4.7ヵ月，MSTは7.0ヵ月であった．

③後ろ向き研究で対象疾患･レジメンを限定しないもの

Minegishiら[9]は，IIPs合併肺癌396例（UIPパターンが約半数含まれているが，詳細な内訳は不明）のうち，一次治療として化学療法を施行したSCLC患者120例を後ろ向きに検討した．そのうち，CBDCA＋VP-16療法を行った82例では，急性増悪は3例（3.7％）に，CDDP＋VP-16療法を行った38例では，急性増悪は4例（10.5％）に出現した．

Nishiyamaら[10]は，ILD合併肺癌105例（うちIPF 50例）のうち，一次治療として化学療法を施行したSCLC患者27例を後ろ向きに検討した．そのうち，CBDCA＋VP-16療法を行った22例では，急性増悪は3例（13.6％）に出現した．その他4例はCDDP＋VP-16療法で，1例はCBDCA＋イリノテカン（CPT-11）療法が実施されたが，これらの症例では急性増悪は認められなかった．

Akaikeら[11]は，一次治療として化学療法を施行したILD合併SCLC 16例（うちUIPパターン12例）を後ろ向きに検討した．16例でプラチナ製剤＋VP-16療法（うち1例は放射線併用）が施行され，急性増悪は5例（31.3％）で発現した．5例ともILDはUIPパターンであり，またそのうち4例はIPFと診断されていた．5例中2例が死亡にいたった．ORRはそれぞれ50.0％，PFS中央値は184日，MSTは236日であった．

3. 二次治療

ILD合併肺癌における二次治療では，前向き研究はなく，後ろ向き研究のみが報告されていた．急性増悪の頻度は一次治療と同等，もしくは増加するとの報告が散見された．Watanabeら[12]は，初回治療でプラチナ併用化学療法後に二次治療でDOCを使用したIP合併NSCLC患者35例を検討した．急性増悪は35例中5例（14.3%）に発症し，うち3例（UIPパターン2例，nonUIPパターン1例）が死亡した．ORR 8.6%，DCR 37.1%，PFS中央値1.6ヵ月，MSTは5.1ヵ月であった．また，その他の薬剤では，S-1が急性増悪の比較的少ない薬剤として報告され，急性増悪の頻度は0〜4.2%であった[13,14]．

ILD合併SCLCの二次治療ではPTXを含むレジメン[15]，トポテカン[16]，PTXを含むレジメンとトポテカン[17]の報告があるが，いずれも急性増悪の頻度は比較的高く，13.0〜29.4%であった．また，Yohら[18]はアムルビシン（AMR）を使用したSCLC患者100例［二次治療以降：57例，肺線維症（PF）合併12例］を検討し，肺障害は12例中3例（33%）でPF非合併例は88例中4例（3%）より有意に高い傾向であった．

Minegishiら[9]は，二次治療を行ったIIPs合併肺癌278例（うちUIPパターンが146例）を検討した．急性増悪は278例中45例（16.2%）に認めた．NSCLCではORR 7.4%，DCR 40.7%，二次治療からの生存期間中央値は8.0ヵ月であった．SCLCではORR 25.7%，DCR 48.6%，二次治療からの生存期間中央値は8.7ヵ月であった．

4. 急性増悪危険因子

急性増悪危険因子については，様々な後ろ向きの報告があるが，現在のところ一定の見解はない．画像解析を用いた急性増悪危険因子では，FDG-PETでの対側肺の間質性病変のSUV値[19]やHRCTでのGGAスコア[20,21]などが報告されている．ベースラインの患者背景，血液検査値，呼吸機能検査値を用いた急性増悪危険因子の検討では，FVC低値[22]，UIPパターン[23,24]，CRP（2.5 mg/dL以上）[25]などの報告がある．また，Isobeら[26]は過去の急性増悪の頻度から計算した抗がん薬剤総合スコア，喫煙歴，免疫抑制薬投与歴，ステロイド薬投与歴，%DLcoを使用したリスクスコアを用いた検討では，スコアが6点以上で急性増悪発症の危険性が高くなることを報告した．

結　論

以上のようなエビデンスに基づき，ガイドライン作成委員会は，IPFを含むIP合併肺癌患者に対して細胞傷害性抗がん薬を提案する（**推奨の強さ2 エビデンスの強さC**）が，IP非合併肺癌と比較して化学療法による重篤な薬剤性肺障害（急性増悪）の危険性が高いと考えられるため，一部の患者にはこの治療法が合理的な選択肢でない可能性があると判断した．

注　釈

本病態に対しては，無治療BSCを対照とした化学療法のRCTは行われていないが，初回化学療法における複数の前向き研究および後向き研究の結果から，化学療法により生存期間の延長が期待できると推察された．しかし，二次化学療法以降での前向き研究はなく，後向き研究おいてもIPFを含む様々なIP合併例が対象であり，背景が不均一なものが多く認められた．急性増悪の危険因子については，信頼性の高いエビデンスは乏しく，今後の検討課題と考えられる．化学療法の適応を検討する際には，PSや年齢に加え，IPの種類や重症度などを考慮して総合的な判断が必要である．

一部の後方視検討において使用実績が示されているが，イリノテカン，ゲムシタビン，アムルビシンは，IPの合併患者への投与は禁忌であるので既存肺にIPありと判断した場合には投与を避けるべきである．

《文献》

1）Kenmotsu H, Yoh K, Mori K, et al：Phase II study of nab-paclitaxel + carboplatin for patients with non-small-cell lung cancer and interstitial lung disease. Cancer Sci 2019；**110**：3738-3745.

2）Asahina H, Oizumi S, Takamura K, et al：A prospective phase II study of carboplatin and nab-paclitaxel in patients with advanced non-small cell lung cancer and concomitant interstitial lung disease（HOT1302）. Lung Cancer 2019；**138**：65-71.

3）Minegishi Y, Sudoh J, Kuribayasi H, et al：The safety and efficacy of weekly paclitaxel in combination with carboplatin for advanced non-small cell lung cancer with idiopathic interstitial pneumonias. Lung Cancer 2011；**71**：70-74.

4) Fukuizumi A, Minegishi Y, Omori M, et al：Weekly paclitaxel in combination with carboplatin for advanced non-small-cell lung cancer complicated by idiopathic interstitial pneumonias：a single-arm phase II study. Int J Clin Oncol 2019；**24**：1543-1548.
5) Hanibuchi M, Kakiuchi S, Atagi S, et al：A multicenter, open-label, phase II trial of S-1 plus carboplatin in advanced non-small cell lung cancer patients with interstitial lung disease. Lung Cancer 2018；**125**：93-99.
6) Sekina A, Satoh H, Baba T, et al：Safety and efficacy of S-1 in combination with carboplatin in non-small cell lung cancer patients with interstitial lung disease：a pilot study. Cancer Chemother Pharmacol 2016；**77**：1245-1252.
7) Minegishi Y, Kuribayashi H, Kitamura K, et al：The feasibility study of carboplatin plus etoposide for advanced small cell lung cancer with idiopathic interstitial pneumonias. J Thorac Oncol 2011；**6**：801-807.
8) Watanabe N, Taniguchi H, Kondoh Y, et al：Chemotherapy for extensive-stage small-cell lung cancer with idiopathic pulmonary fibrosis. Int J Clin Oncol 2014；**19**：260-265.
9) Minegishi Y, Gemma A, Homma S, et al：Acute exacerbation of idiopathic interstitial pneumonias related to chemotherapy for lung cancer：nationwide surveillance in Japan. ERJ Open Res 2020；**6**：00184-2019.
10) Nishiyama N, Honda T, Sema M, et al：The utility of ground-glass attenuation score for anticancer treatment-related exacerbation of interstitial lung disease among lung cancer patients with interstitial lung disease. Int J Clin Oncol 2020；**25**：282-291.
11) Akaike K, Saruwatari K, Okabayashi H, et al：Negative impact of coexisting interstitial lung disease on clinical outcomes in small-cell lung cancer patients. Anticancer Res 2018；**38**：6543-6550.
12) Watanabe N, Niho S, Kirita K, et al：Second-line docetaxel for patients with platinum-refractory advanced non-small cell lung cancer and interstitial pneumonia. Cancer Chemother Pharmacol 2015；**76**：69-74.
13) 吉澤孝浩，磯部和順，鏑木教平，ほか：間質性肺炎合併非小細胞肺癌に対するS-1単剤投与の検討．肺癌 2017；**57**：184-189.
14) Saijo A, Hanibuchi M, Ogino H, et al：Paclitaxel for relapsed small-cell lung cancer patients with idiopathic interstitial pneumonias. Mol Clin Oncol 2019；**10**：541-546.
15) Kakiuchi S, Hanibuchi M, Tezuka T, et al：Analysis of acute exacerbation of interstitial lung disease associated with chemotherapy in patients with lung cancer：A feasibility of S-1. Respir Investig 2017；**55**：145-152.
16) Enomoto Y, Inui N, Imokawa S, et al：Safety of topotecan monotherapy for relapsed small cell lung cancer patients with pre-existing interstitial lung disease. Cancer Chemother Pharmacol 2015；**76**：499-505.
17) Fujimoto D, Shimizu R, Kato R, et al：Second-line Chemotherapy for Patients with Small Cell Lung Cancer and Interstitial Lung Disease. Anticancer Res 2015；**35**：6261-6266.
18) Yoh K, Kenmotsu H, Yamaguchi Y, et al：Severe interstitial lung disease associated with amrubicin treatment. J Thorac Oncol 2010；**5**：1435-1438.
19) Akaike K, Saruwatari K, Oda S, et al：Predictive value of (18) F-FDG PET/CT for acute exacerbation of interstitial lung disease in patients with lung cancer and interstitial lung disease treated with chemotherapy. Int J Clin Oncol 2020；**25**：681-690.
20) Nishiyama N, Honda T, Sema M, et al：The utility of ground-glass attenuation score for anticancer treatment-related acute exacerbation of interstitial lung disease among lung cancer patients with interstitial lung disease. Int J Clin Oncol 2020；**25**：282-291.
21) Masuda T, Hirano C, Horimasu Y, et al：The extent of ground-glass attenuation is a risk factor of chemotherapy-related exacerbation of interstitial lung disease in patients with non-small cell lung cancer. Cancer Chemother Pharmacol 2018；**81**：131-139.
22) Enomoto Y, Inui N, Kato T, et al：Low forced vital capacity predicts cytotoxic chemotherapy-associated acute exacerbation of interstitial lung disease in patients with lung cancer. Lung Cancer 2016；**96**：63-67.
23) Kenmotsu H, Naito T, Kimura M, et al：The risk of cytotoxic chemotherapy-related exacerbation of interstitial lung disease with lung cancer. J Thorac Oncol 2011；**6**：1242-1246.
24) Asai N, Katsuda E, Hamanaka R, et al：The ATS/ERS/JRS/ALAT statement "IPF by HRCT" could predict acute exacerbation of interstitial lung disease in non-small cell lung cancer. Tumori 2017；**103**：60-65.
25) Minegishi Y, Takenaka K, Mizutani H, et al：Exacerbation of idiopathic interstitial pneumonias associated with lung cancer therapy. Intern Med 2009；**48**：665-672.
26) Isobe K, Kaburaki K, Kobayashi H, et al：New risk scoring system for predicting acute exacerbation of interstitial pneumonia after chemotherapy for lung cancer associated with interstitial pneumonia. Lung Cancer 2018；**125**：253-257.

合併肺癌

CQ20-1 IPF を含む IP 合併肺癌患者に血管新生阻害に関与する分子標的治療薬は推奨されるか？

推奨文	推奨の強さ	エビデンスの強さ
IPF を含む IP 合併肺癌患者に対して血管新生阻害に関与する分子標的治療薬を投与することを提案するが，一部の患者にはこの治療法が合理的な選択肢でない可能性がある．	2	D（非常に低）

背景

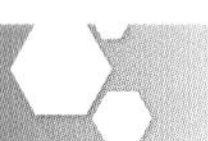

IPF を含む間質性肺疾患（ILD）患者ではしばしば原発性肺癌が合併する．既存の ILD は肺癌の治療で行われる化学療法や外科的切除，放射線治療のすべてにおいて ILD 増悪のリスク因子となる．IPF を含む ILD 非合併非小細胞肺癌（NSCLC）に対しては，細胞傷害性抗がん薬への血管新生阻害薬の上乗せによる全生存期間の延長が，ECOG4599 試験（カルボプラチン＋パクリタキセルに対するベバシズマブ追加）ならびに REVEL 試験（ドセタキセルに対するラムシルマブ追加）において示され，標準治療のひとつとして確立している．しかし，ILD 合併 NSCLC 患者において同様の全生存期間の延長効果が得られるか，また，血管新生阻害薬が急性増悪に及ぼす影響については明らかとなっていない．

エビデンスのまとめ

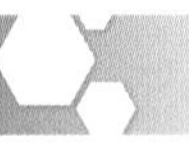

IPF を含む ILD 合併進行期肺癌に対してのあらゆる分子標的治療薬についての RCT は行われていない．後方視的検討においては，血管内皮細胞増殖因子（vascular endothelial growth factor：VEGF）に対する抗体製剤（ベバシズマブ）併用に関しては 2 報告が存在する．

Hamada らは既存の ILD を有する進行期非小細胞肺癌に対する化学療法（シスプラチン/カルボプラチン＋ペメトレキセド，カルボプラチン＋パクリタキセル，ペメトレキセド単剤）について，ベバシズマブ併用群，非併用群に分けて有効性と安全性の評価を行った[1]．本検討ではベバシズマブ併用群では急性増悪発症がなかった反面，非併用例では 31 例中 7 例（22.5%）であり，ベバシズマブ併用により ILD 急性増悪を抑制できる可能性が示唆された．無増悪生存期間はベバシズマブ併用群で 8 ヵ月，非併用群で 4.3 ヵ月と，併用群で有意に長かった（$p=0.026$）．しかし全生存期間はベバシズマブ併用群では未到達，非併用群では 11.2 ヵ月であったが有意差がなかった．Shimizu らは ILD 合併進行期非扁平上皮非小細胞肺癌患者へのカルボプラチン＋パクリタキセル療法へのベバシズマブ併用有無による安全性と有効性の違いについて検討した[2]．本検討では無増悪生存期間はベバシズマブ併用群 5.3 ヵ月，非併用群 4.4 ヵ月と併用群のほうが長い傾向にあった（$p=0.060$）．全生存期間に関しては併用群 16.1 ヵ月，非併用群 9.7 ヵ月であったが両群での有意差はなかった（$p=0.772$）．ILD 増悪は併用群のみ 1 例（10%）であり有意差はなかった．

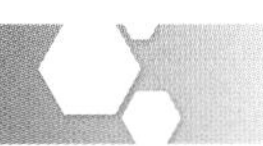

結 論

以上のエビデンスより，ガイドライン作成委員会では，ILD 非合併 NSCLC の臨床成績を考慮して IPF を含む IP 合併肺癌患者に対して血管新生阻害に関与する分子標的治療薬を投与することを提案する（**推奨の強さ 2** **エビデンスの強さ D**）が，一部の患者にはこの治療法が合理的な選択肢でない可能性があると判断した．

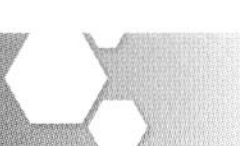

注 釈

本邦では未承認であるが，LUME-Lung1 試験において，進行期 NSCLC に対しての二次治療ドセタキセルへの，血管新生阻害に関する VEGF 受容体を標的のひとつとする抗線維化薬ニンテダニブの上乗せによる PFS 延長が認められた．本背景により，本ガイドラインの文献検索期間外であるが，Otsubo らは，本邦における IPF を合併した未治療 NSCLC を対象に，細胞傷害性抗がん薬にニンテダニブを併用することの安全性と有効性を評価する，世界初のランダム化第Ⅲ相試験（J-SONIC 試験）の結果を報告した[3]．ニンテダニブ＋カルボプラチン＋ナブパクリタキセル群（ニンテダニブ＋化学療法群）とカルボプラチン＋ナブパクリタキセル療法群（化学療法群）に 1：1 に割り付けられた．主要評価項目である IPF の無増悪生存期間は両群間で有意差は認められず（中央値：ニンテダニブ＋化学療法群 14.6 ヵ月，化学療法群 11.8 ヵ月，層別 HR：0.89［90 % CI 0.67～1.17］，p=0.24），IPF の急性増悪発現までの期間や IPF の急性増悪発現率も両群間で差を認めなかった．また，この選択基準では，抗線維化薬と細胞傷害性抗がん薬併用の比較的高い安全性が確認された．一方で，非小細胞肺癌の無増悪生存期間はニンテダニブ＋化学療法群で化学療法群より有意に延長し，中央値はそれぞれ 6.2 ヵ月（95 % CI 5.6～7.2 ヵ月）vs. 5.5 ヵ月（95 % CI 4.5～5.8 ヵ月），HR は 0.68（95 % CI 0.50～0.92，p=0.012）であった．全生存期間は両群間で有意差はなく，中央値はニンテダニブ＋化学療法群 15.3 ヵ月（95 % CI 13.9～17.9 ヵ月）に対し，化学療法群 13.0 ヵ月（95 % CI 11.1～14.9 ヵ月，HR 0.82［95 % CI 0.59～1.14］，p=0.25）であった．

以上の結果から，IPF 急性増悪の予防効果は示されなかったため，IPF 急性増悪の予防効果を期待して，安易に細胞傷害性抗がん薬にニンテダニブを併用すべきではないことが示唆された．しかし，細胞傷害性抗がん薬と抗線維化薬が比較的安全に併用できることが示され，無増悪生存期間では併用群が有意に延長した．今後，抗腫瘍効果の点では有効な治療対象がみつかる可能性もある．

《文献》

1）Hamada S, Ichiyasu H, Ikeda T, et al. Protective effect of bevacizumab on chemotherapy-related acute exacerbation of interstitial lung disease in patients with advanced non-squamous non-small cell lung cancer BMC Pulm Med 2019；**19**：72.

2）Shimizu R, Fujimoto D, Kato R, et al. The safety and efficacy of paclitaxel and carboplatin with or without bevacizumab for treating patients with advanced nonsquamous non-small cell lung cancer with interstitial lung disease. Cancer Chemother Pharmacol 2014；**74**：1159-1166.

3）Otsubo K, Kishimoto J, Ando M, et al. Nintedanib plus chemotherapy for non-small cell lung cancer with IPF：A randomized phase 3 trial. Eur Respir J 2022；**60**：2200380.

合併肺癌

CQ20-2 IPF を含む IP 合併肺癌患者にドライバー遺伝子変異に対する分子標的治療薬は推奨されるか？

推奨文	推奨の強さ	エビデンスの強さ
IPF を含む IP 合併肺癌患者に対してドライバー遺伝子変異に対する分子標的治療薬を投与しないことを提案または推奨する.	現段階では，推奨の強さについては結論づけない.	D (非常に低)

背　景

IPF を含む間質性肺疾患（ILD）患者ではしばしば原発性肺癌が合併する．既存の ILD を有する原発性肺癌の症例では喫煙の既往があるケースが多く，ドライバー遺伝子変異を有さない症例が多いものの，一定頻度，ILD 併発症例でドライバー遺伝子変異を有する症例に遭遇する．しかし，過去に上皮成長因子受容体チロシンキナーゼ拮抗薬（epidermal growth factor receptor tyrosine kinase inhibitor：EGFR-TKI）のひとつであるゲフィチニブの薬剤性肺障害が社会問題になり，ILD 併存症例ではさらに発症リスクが上昇するとされた．

エビデンスのまとめ

IPF のみ，もしくは IPF を確実に含む ILD を合併した肺癌症例を対象とした EGFR-TKI や ALK 阻害薬などのドライバー遺伝子に対する RCT やコホート研究は存在しない．IPF を含むかどうかは明確ではないが ILD を対象としたところ，EGFR-TKI に関して 3 編の報告があった．

システマティックレビューの基準を満たした論文はなかったためステートメントの判断の材料にはならないが，採択外論文として以下の論文について，あくまで参考として記載する．

Kudoh らは進行期非小細胞肺癌（NSCLC）症例へ EGFR-TKI のひとつであるゲフィチニブと細胞傷害性抗がん薬による薬剤性肺障害について前向きに検討[1]した．12 週間の観察期間内での薬剤性肺障害発生率は，4.0 %（95 % CI 3.0〜5.1 %）と 2.1 %（95 % CI 1.5〜2.9 %）であった．本検討のうち登録症例で薬剤性肺障害の発症リスク因子は高齢，パフォーマンスステータスの悪さ，喫煙，最近の NSCLC の診断，既存の ILD の存在，肺切除の既往があげられた．化学療法とゲフィチニブの混合解析ではあるが，既存の ILD 合併例では，中等〜高度の ILD を有しかつ正常肺野の減少がみられるケースでは，オッズ比 25.27（5.74〜111.28）と高い薬剤性肺障害発症のリスクとなった．軽度の ILD 既往や，中等〜高度であっても正常肺の面積が広いケースではオッズ比 5 前後であった．Johkoh らは EGFR-TKI のひとつであるエルロチニブ投与症例のコホートを用いて薬剤性肺障害発症のリスク因子の検討を行った[2]．約 3%の頻度で薬剤性肺障害を発症し，既存の ILD を有する症例では 10.7%と高頻度であった．Minegishi らは，本邦多施設による既存の特発性間質性肺炎合併肺癌 278 例（うち UIP パターン 146 例）における化学療法を誘因とした ILD の増悪頻度の調査を行った[3]．一次治療におけるゲフィチニブの ILD 増悪頻度は 83.3％，二次治療における EGFR-TKI 全体の増悪頻度は 44.4％であり高頻度であった．

結 論

以上のエビデンスをもとに行ったガイドライン作成委員会での投票結果は，「投与しないことを提案する」が 75%，「投与しないことを推奨する」が 25%であった．したがって，得票率 80％以上を必要とする合意形成にはいたらなかったが，IPF を含む IP 合併肺癌に対してドライバー遺伝子変異に対する分子標的治療薬を投与しないことについては合意形成となったため，本 CQ の推奨としては「提案または推奨する」とし，推奨の強さについては現段階では結論づけなかった．

以上より，ガイドライン作成委員会では，IPF を含む IP 合併肺癌患者に対してドライバー遺伝子変異に対する分子標的治療薬を投与しないことを提案または推奨する（推奨の強さ 結論づけない エビデンスの強さ D）と判断した．

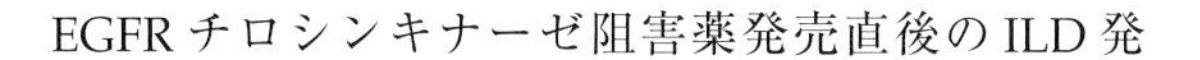

注 釈

EGFR チロシンキナーゼ阻害薬発売直後の ILD 発症が社会問題となったこともあり，特に既存の ILD 併存症例においては，*EGFR* 遺伝子変異や *EML4/ALK* 融合遺伝子などのドライバー遺伝子変異が陽性であっても回避される傾向がある．特に *EGFR* 遺伝子変異以外のドライバー遺伝子変異陽性肺癌は希少癌であり，今後もこれら ILD 合併の希少ドライバー遺伝子変異陽性肺癌に対する前向き試験はもとより後方視検討でさえ，新たなエビデンスが創出される可能性が極めて低いと考えられる．このような現況を踏まえると将来的には市販後全例調査による安全性データがより重要になる．現地点では，EGFR-TKI 以外の分子標的治療薬についてはエビデンスが極めて乏しいため「推奨レベルの決定はできない」とせざるを得ない．

《文献》

1）Kudoh S, Kato H, Nishiwaki Y, et al：Interstitial lung disease in Japanese patients with lung cancer：a cohort and nested case-control study. Am J Respir Crit Care Med 2008；**177**：1348-1357.

2）Johkoh T, Sakai F, Kusumoto M, et al：Association between baseline pulmonary status and interstitial lung disease in patients with non-small-cell lung cancer treated with erlotinib--a cohort study. Clin Lung Cancer 2014；**15**：448-454.

3）Minegishi Y, Gemma A, Homma S, et al：Acute exacerbation of idiopathic interstitial pneumonias related to chemotherapy for lung cancer：nationwide surveillance in Japan. ERJ Open Res 2020；**6**：00184-2019

合併肺癌

CQ21 IPF を含む IP 合併肺癌患者に免疫チェックポイント阻害薬は推奨されるか？

推奨文	推奨の強さ	エビデンスの強さ
IPF を含む IP 合併肺癌患者に対して免疫チェックポイント阻害薬を投与しないことを提案するが，一部の患者にはこの治療法が合理的な選択肢である可能性がある．	2	D（非常に低）

背 景

免疫チェックポイント阻害薬の臨床導入は，進行肺がんに対する薬物療法の治療体系に大きな変革をもたらした．Ⅳ期非小細胞肺癌（NSCLC）に対しては，PD-1/PD-L1 阻害薬（ニボルマブ，ペムブロリズマブ，アテゾリズマブ）の単剤療法のみならず，一次治療としてプラチナ製剤併用療法と PD-1/PD-L1 阻害薬の併用やニボルマブ＋CTLA-4 阻害薬（イピリムマブ）併用療法が標準治療として選択される．加えて，進展型小細胞肺癌（SCLC）に対する一次治療としても，プラチナ製剤/エトポシド併用療法＋PD-L1 阻害薬（アテゾリズマブ，デュルバルマブ）の併用治療が標準治療として推奨されている．

一方，免疫チェックポイント阻害薬に特有な免疫関連有害事象のなかでも，重篤なものとして最多なのが肺臓炎である．肺臓炎の頻度は臨床試験では 1～5％程度だが，実臨床の検討では 7～19％と報告されている．そして，免疫チェックポイント阻害薬に関する多くの治験・臨床試験で IP 合併例は除外されており，IP 合併例を対象とした無作為化比較対照試験も存在しないため，安全性が十分に確認されていない．そのため，IP 合併例に対する使用について，各免疫チェックポイント阻害薬の添付文書には『慎重投与』，厚生労働省の最適使用推進ガイドラインには『他の治療選択肢がない場合に限り，慎重に本剤を使用することを考慮できる』と記載されている．

エビデンスのまとめ

IP を合併した進行・再発 NSCLC に対する二次治療以降としての PD-1/PD-L1 阻害薬単剤療法の単群前向き研究が，これまでに 3 つ報告されている．一方で，IP を合併した進行期の NSCLC・SCLC ともに，無治療 BSC を対象としたランダム化比較試験（RCT）は行われておらず，細胞傷害性抗がん薬との併用療法や，複合免疫療法の前向き研究も報告されていない．また，対象患者を IPF に限定した研究も乏しいため，基本的に IPF を含むと考えられる研究が評価対象とされた．

1. 前向き研究

PD-1 阻害薬ニボルマブに関しては，軽症の間質性肺炎を合併した既治療 NSCLC を対象とした単群の前向き試験の結果が，Fujimoto ら[1,2]によりこれまでに 2 つ報告されている．いずれの試験においても，

HRCTで蜂巣肺のないpossible UIPパターンもしくはinconsistent with UIPパターンの画像所見を呈し，膠原病を示唆する自己抗体を有さず，%VCが80%以上に保たれていることが，間質性肺炎の選択基準として規定されていた．まず，6例を対象としたパイロット試験においては，肺臓炎の発症は認めなかった．その後報告された4施設・18例を対象とした第Ⅱ相試験において，背景の間質性肺炎は83%（15例）がpossible UIPパターン，17%（3例）がinconsistent with UIPパターンであり，11%（2例）で肺臓炎を発症するもいずれもグレード2で，かつステロイドによる治療で速やかに改善が得られた．加えて，これら2試験では，奏効率39〜50%，病勢制御率72〜100%と高い有効性が示された．

一方，Ikedaら[3]が報告したIPを合併した既治療NSCLCを対象としたPD-L1阻害薬アテゾリズマブの多施設共同単群第Ⅱ相試験（TORG1936/AMBITIOUS試験）は，肺臓炎が頻発したことにより，17例（予定38例）の登録で試験が中止となった．この試験では，HRCTで蜂巣肺の有無を問わずUIPパターンもしくはNSIPパターンの画像所見を呈し，膠原病を示唆する自己抗体を有さず，%FVCが70%以上に保たれていることが，間質性肺炎の選択基準として規定されていた．登録例の背景肺の画像パターンは，UIPが35%（6例），probable UIPが18%（3例），indeterminate for UIPが47%（8例）であり，蜂巣肺は41%（7例）で認め，%FVC中央値は85%と保たれていた．肺臓炎の発現率，全グレードで29%（5例），グレード3以上が24%（4例），グレード5が6%（1例）であった．ロジスティック回帰分析の結果，背景肺の蜂巣肺の存在が肺臓炎発現の危険因子となる可能性が示唆され，実際に蜂巣肺を有した症例の57%（7例中4例）がグレード3以上の肺臓炎を認めたのに対して，蜂巣肺を有さなかった症例では10%（10例中1例）がグレード1の肺臓炎を発現したのみであった．しかし，あくまで少数例かつpost hocの解析であるため，この結果のみで決定的な結論を導くことはできない．

2. 後ろ向き研究

Kanaiら[4]は，二次治療以降でニボルマブ単剤療法を受けたNSCLC 216例を対象とした多施設共同後ろ向き研究において，IP合併群（26例，12%）と非合併群（190例，88%）の安全性を比較した．全グレードおよびグレード3以上の肺臓炎の発現率は，IP合併群で非合併群よりも有意に高かったが（それぞれ31% vs. 12%，$p=0.014$，19% vs. 5%，$p=0.022$），肺臓炎による死亡例はいなかった．

また，Yamaguchiら[5]が報告した，PD-1阻害薬単剤（ニボルマブまたはペムブロリズマブ単剤）を投与されたNSCLC 123例に関する検討では，IP合併例が30%（37例）含まれており，画像パターンはUIPが24%（9例），probable UIPが22%（8例），indeterminate for UIPが54%（20例）であった．14.6%（18例）が肺臓炎を発症し，多変量ロジスティック回帰分析の結果，CTにおける線維化の所見の有無が肺臓炎発現の唯一の危険因子であった（$p=0.0008$）．同研究では，症例数は少ないものの，特にUIPパターンまたはprobable UIPパターンのIPを合併した症例で高率に肺臓炎を発現した（全グレードがそれぞれ56%と38%，グレード3以上がそれぞれ11%と13%）．

Nishiyamaら[6]による，抗PD-1阻害薬（ニボルマブ21例，ペムブロリズマブ25例）またはPD-L1阻害薬（アテゾリズマブ2例）単剤を投与されたIP合併NSCLC 48例の後方視的検討では，IPFが38%（18例），CTでUIPパターンを呈した症例が19%（9例）含まれていた．肺臓炎の発現割合は15%（7例）で，ground-glass attenuationスコアが肺臓炎の独立した危険因子であった（$p=0.0008$）．

一方で，Yamaguchiら[7]が報告した，一次治療としてペムブロリズマブ単剤療法を投与されたPD-L1≧50%のNSCLC 72例の後方視的検討では，14%（10例）がIPを合併していたが，IP合併群と非合併群で肺臓炎の頻度に差はなく（それぞれ20%，22%），両群の全生存期間にも有意差はなかった（log-rank test, $p=0.73$）．

結 論

以上のようなエビデンスに基づき，ガイドライン作成委員会は，IPFを含むIP合併肺癌患者に対して免疫チェックポイント阻害薬を投与しないことを提案する（推奨の強さ2 エビデンスの強さD）が，一部の患者にはこの治療法が合理的な選択肢である可能性があると判断した．

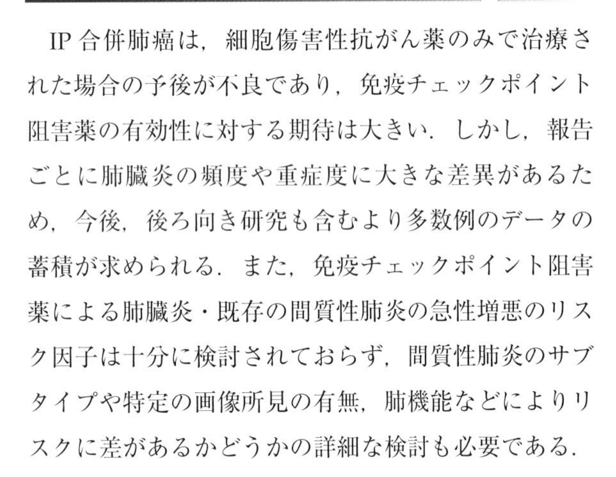

注 釈

IP合併肺癌は，細胞傷害性抗がん薬のみで治療された場合の予後が不良であり，免疫チェックポイント阻害薬の有効性に対する期待は大きい．しかし，報告ごとに肺臓炎の頻度や重症度に大きな差異があるため，今後，後ろ向き研究も含むより多数例のデータの蓄積が求められる．また，免疫チェックポイント阻害薬による肺臓炎・既存の間質性肺炎の急性増悪のリスク因子は十分に検討されておらず，間質性肺炎のサブタイプや特定の画像所見の有無，肺機能などによりリスクに差があるかどうかの詳細な検討も必要である．

《文献》

1）Fujimoto D, Morimoto T, Ito J, et al：A pilot trial of nivolumab treatment for advanced non-small cell lung cancer patients with mild idiopathic interstitial pneumonia. Lung Cancer 2017；**111**：1-5.

2）Fujimoto D, Yomota M, Sekine A, et al：Nivolumab for advanced non-small cell lung cancer patients with mild idiopathic interstitial pneumonia：A multicenter, open-label single-arm phase II trial. Lung Cancer 2019；**134**：274-278.

3）Ikeda S, Kato T, Kenmotsu H, et al：A Phase 2 Study of Atezolizumab for Pretreated NSCLC With Idiopathic Interstitial Pneumonitis. J Thorac Oncol 2020；**15**：1935-1942.

4）Kanai O, Kim YH, Demura Y, et al：Efficacy and safety of nivolumab in non-small cell lung cancer with preexisting interstitial lung disease. Thorac Cancer 2018；**9**：847-855.

5）Yamaguchi T, Shimizu J, Hasegawa T, et al：Pre-existing pulmonary fibrosis is a risk factor for anti-PD-1-related pneumonitis in patients with non-small cell lung cancer：A retrospective analysis. Lung Cancer 2018；**125**：212-217.

6）Nishiyama N, Honda T, Sema M, et al：The utility of ground-glass attenuation score for anticancer treatment-related acute exacerbation of interstitial lung disease among lung cancer patients with interstitial lung disease. Int J Clin Oncol 2020；**25**：282-291.

7）Yamaguchi O, Kaira K, Shinomiya S, et al：Pre-existing interstitial lung disease does not affect prognosis in non-small cell lung cancer patients with PD-L1 expression ≥ 50% on first-line pembrolizumab. Thorac Cancer 2021；**12**：304-313.

〈肺高血圧症〉

CQ22 IPF に合併した肺高血圧症に肺血管拡張薬は推奨されるか？

推奨文	推奨の強さ	エビデンスの強さ
IPF に合併した肺高血圧症に肺血管拡張薬を投与しないことを提案するが，一部の患者にはこの治療法が合理的な選択肢である可能性がある．	2	A (高)

背　景

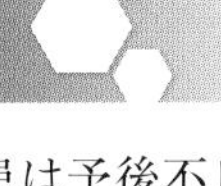

肺高血圧症を合併した間質性肺疾患は予後不良であることが国内外の研究から示されている．間質性肺疾患合併肺高血圧症に関する大規模な疫学データは乏しいが，IPF においては，診断時の肺高血圧症合併率は5～15%，重症 IPF では 30～60%程度と報告されている．肺高血圧症は，間質性肺疾患の重要な予後規定因子であり，これまで，いくつかの臨床試験において，間質性肺疾患合併肺高血圧症や IPF に対する肺血管拡張薬の治療効果が検証されてきた．わが国の，『肺高血圧症治療ガイドライン（2017 年改訂版）』（日本循環器学会，日本肺高血圧・肺循環学会）においては，特発性間質性肺炎に伴う肺高血圧症に対するリオシグアト，アンブリセンタンの投与について推奨クラスⅢ（推奨不可），エビデンスレベル B（中）と記載されている．その他の肺血管拡張薬については，明確な推奨は示されていないが，合併する肺高血圧症に対する効果や安全性に関して十分なデータはなく，内科的治療に抵抗性で，かつ重症で進行性の場合には，肺移植を検討すると記載されている．また，『肺疾患に伴う肺高血圧症 診療ガイドライン』（日本肺高血圧・肺循環学会 2018）においては，間質性肺炎に伴う肺高血圧症患者における選択的肺血管拡張薬（プロスタグランジン I_2 製剤，エンドセリン受容体拮抗薬，PDE-5 阻害薬，可溶性グアニル酸シクラーゼ刺激薬）は，肺高血圧症と肺疾患に対する専門的知識と治療経験の豊富な施設でのみ使用することが提案されている．間質性肺炎に伴う肺高血圧症でも，状況・条件によっては選択的肺血管拡張薬の使用を慎重に行うことを考慮することもあるが，専門施設での検討が望ましい（GRADE 2D，推奨の強さ「弱く推奨しない」/エビデンスの確信性「非常に低」）と記載されている．

エビデンスのまとめ

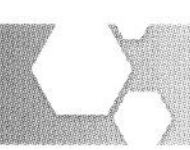

間質性肺疾患合併肺高血圧症に対する肺血管拡張薬の有効性は証明されていない．ボセンタン[1)]，リオシグアト[2)]およびピルフェニドン＋シルデナフィル[3)]を用いた 3 つのプラセボ対照多施設二重盲検試験において，有効性が証明できない，あるいは有害事象が多いとの結果が示され，これらの薬剤は，間質性肺疾患合併肺高血圧症に対する治療薬として推奨されない．一方で吸入 NO については，症例数は少ないものの，有望な結果が報告されている[4)]．

間質性肺疾患合併肺高血圧症に対する肺血管拡張薬の有用性・安全性を考慮するうえで重要な臨床試験の結果を以下に示す．

1．線維化性間質性肺疾患合併肺高血圧症を対象とした多施設前向き二重盲検試験

①ボセンタン（BPHIT Study）

線維化性間質性肺疾患合併肺高血圧症の60人に対する16週間のボセンタン投与の有効性をプラセボと比較した試験で，自覚症状，WHO機能分類および肺血管抵抗（PVR）indexなどが評価されたが，ボセンタンはプラセボと比較してこれらの指標を有意に改善しなかった[1]．また少数例の単施設での研究ではあるが，ボーダーラインもしくは重症でない肺高血圧合併のIPFに対して，ボセンタン投与は非投与と比較して，生存率，悪化までの期間を改善したとの報告もある[5]．

②リオシグアト（RISE-IIP）

特発性間質性肺炎合併肺高血圧症例に対するリオシグアトの有効性および安全性が検証されたが，実薬群で死亡および重篤な有害事象が多く，2016年に試験は中止された．主要評価項目である6分間歩行距離，初回の増悪までの期間はプラセボとリオシグアトの間に差がなかった[2]．

③ピルフェニドン＋シルデナフィル

肺高血圧症合併が疑われる重症IPF症例を対象とした試験で，ピルフェニドンへのシルデナフィル追加投与の効果と安全性を52週間にわたり検証した．177例が無作為に割り付けられたが，主要評価項目である増悪（6分間歩行距離の15%以上の短縮，呼吸器関連入院，全死亡）までの期間はプラセボと比較して差がなかった[3]．

④吸入NO

肺高血圧を合併したIPF 41症例を実薬とプラセボに割り付けし，8週間後の中等度/重度身体活動を評価した．プラセボと比較して主要評価項目である中等度/重度身体活動はNO吸入群で有意に改善していた[4]．また8週間以降のオープンラベル期間に用量増加を行ったが，忍容性は良好であった．

結　論

以上のようなエビデンスに基づき，ガイドライン作成委員会は，IPFに合併した肺高血圧症に肺血管拡張薬を投与しないことを提案する（**推奨の強さ2** **エビデンスの強さA**）が，一部の患者にはこの治療法が合理的な選択肢である可能性があると判断した．

注　釈

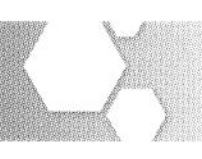

肺血管拡張薬のIPFに対する有効性（肺高血圧の合併の有無を問わない）を検証した以下の臨床試験がこれまで行われている．これらの試験は，肺高血圧症に対する肺血管拡張薬の効果や安全性を直接検証したものではないが，肺高血圧症例も含まれていると考えられ，間質性肺疾患合併肺高血圧症に対して肺血管拡張薬の投与を考慮する際に参考となる．しかしながら，いずれの研究も有効性が証明できない，あるいは有害事象が多いとの結果が示され，下記の薬剤を積極的に推奨するエビデンスはない．

①シルデナフィル（STEP-IPF）

重症IPFの180人がエントリーし運動耐容能が検討されたが，12週間のシルデナフィル投与はプラセボと比較して運動耐容能を改善しなかった[6]．ただし，この研究ではシルデナフィルによる息切れおよびQOLに対する改善効果が観察された．さらに心エコー所見に基づくサブ解析で，右室肥大/拡大のある症例においてシルデナフィルは運動耐容能とQOLを改善させた[7]．

②ボセンタン

IPF 158人がエントリーし，運動耐容能が評価されたが，12ヵ月のボセンタン投与はプラセボと比較して運動耐容能を改善しなかった（BUILD-1）[8]．その後，多数例（616人）でも検証されたものの，ボセンタン投与によるIPFの悪化あるいは死亡の抑制効果は認められなかった（BUILD-3）[9]．

③アンブリセンタン（ARTEMIS-IPF）

IPF 492人がエントリーし試験が行われたが，アンブリセンタン投与群において，疾患が進行した患者の割合はプラセボ群より多く（ハザード比1.74，$p=0.01$），2013年に試験は中止された[10]．肺高血圧症の有無で分けたサブ解析でも結果は同様であり，これら

の結果から，肺高血圧症合併IPF症例に対するアンブリセンタンの前向き二重盲検試験（ARTEMIS-PH）も中止された．

④マシテンタン（MUSIC試験）

IPF症例178人において，マシテンタンの投与による呼吸機能（FVC）への効果が検討されたが，マシテンタンはプラセボと比較してFVCを有意に改善させなかった[11]．

また，今回の文献検索の期間外ではあるが，最近，間質性肺疾患に伴う肺高血圧症に対するトレプロスチニル吸入の効果を検証した多施設共同無作為化二重盲検プラセボ対照試験において，トレプロスチニル吸入により，6分間歩行試験で評価した運動耐容能がプラセボと比較して改善したと報告されており，間質性肺疾患に合併した肺高血圧症の治療の選択肢として，期待されている[12]．

以上のように，多くの肺血管拡張薬はIPFに対する有効性は示されておらず，現段階で肺血管拡張薬投与の積極的な推奨はできない．しかしながら，いくつかの薬剤においては，有望な結果も示されており，今後のさらなる薬剤の開発に期待したい．なお，上記に示したいずれの肺血管拡張薬の保険適用は肺動脈性肺高血圧症であり，IPFに合併する肺高血圧症に対する保険適用はない．

《文献》

1）Corte TJ, Keir GJ, Dimopoulos K, et al：BPHIT Study Group. Bosentan in pulmonary hypertension associated with fibrotic idiopathic interstitial pneumonia. Am J Respir Crit Care Med 2014；**190**：208-217.
2）Nathan SD, Behr J, Collard HR, et al：Riociguat for idiopathic interstitial pneumonia-associated pulmonary hypertension（RISE-IIP）：a randomised, placebo-controlled phase 2b study. Lancet Respir Med 2019；**7**：780-790.
3）Behr J, Nathan SD, Wuyts WA, et al：Efficacy and safety of sildenafil added to pirfenidone in patients with advanced idiopathic pulmonary fibrosis and risk of pulmonary hypertension：a double-blind, randomised, placebo-controlled, phase 2b trial. Lancet Respir Med 2021；**9**：85-95.
4）Nathan SD, Flaherty KR, Glassberg MK, et al：A Randomized, double-blind, placebo-controlled study to assess the safety and efficacy of pulsed, inhaled nitric oxide（iNO）at a dose of 30 mcg/kg-IBW/hr（iNO 30）in subjects at risk of Pulmonary Hypertension associated with Pulmonary Fibrosis（PH-PF）receiving Oxygen Therapy. Chest 2020；**158**：637-645.
5）Tanaka Y, Hino M, Gemma A, et al：Potential benefit of bosentan therapy in borderline or less severe pulmonary hypertension secondary to idiopathic pulmonary fibrosis-an interim analysis of results from a prospective, single-center, randomized, parallel-group study. BMC Pulm Med 2017；**17**：200.
6）Zisman DA, Schwarz M, Anstrom KJ, et al：Idiopathic Pulmonary Fibrosis Clinical Research Network. A controlled trial of sildenafil in advanced idiopathic pulmonary fibrosis. N Engl J Med 2010；**363**：620-628.
7）Han MK, Bach DS, Hagan PG, et al：IPFnet Investigators. Sildenafil preserves exercise capacity in patients with idiopathic pulmonary fibrosis and right-sided ventricular dysfunction. Chest 2013；**143**：1699-1708.
8）King TE Jr, Behr J, Brown KK, et al：BUILD-1：a randomized placebo-controlled trial of bosentan in idiopathic pulmonary fibrosis. Am J Respir Crit Care Med 2008；**177**：75-81.
9）King TE Jr, Brown KK, Raghu G, et al：BUILD-3：a randomized, controlled trial of bosentan in idiopathic pulmonary fibrosis. Am J Respir Crit Care Med 2011；**184**：92-99.
10）Raghu G, Behr J, Brown KK, et al：ARTEMIS-IPF Investigators. Treatment of idiopathic pulmonary fibrosis with ambrisentan：a parallel, randomized trial. Ann Intern Med 2013；**158**：641-649.
11）Raghu G, Million-Rousseau R, Morganti A, et al：MUSIC Study Group. Macitentan for the treatment of idiopathic pulmonary fibrosis：the randomised controlled MUSIC trial. Eur Respir J 2013；**42**：1622-1632.
12）Waxman A, Restrepo-Jaramillo R, Thenappan T, et al：Inhaled Treprostinil in Pulmonary Hypertension Due to Interstitial Lung Disease. N Engl J Med 2021；**384**：325-334.

進行期

CQ23 呼吸困難を伴うIPF患者の症状緩和にオピオイドは推奨されるか？

エキスパートコンセンサスに基づいたアドバイス

適応・効果判定・副作用対策に十分に留意したうえでの使用を助言する．

本CQは診療上の重要課題であるが，対象患者にオピオイドを割り付けるようなランダム化比較試験は倫理的に難しく，今後も高いレベルのエビデンスが期待できないCQである．しかしながら，本ガイドライン作成委員会では臨床実務家の判断を支援する目的で一定の方向性を示す必要があると考え，エキスパートコンセンサスとして提示する方針とした．

なお，エキスパートコンセンサスに基づいたアドバイスとは，診療ガイドラインで一般的に用いられている用語ではないが，CQの特性を踏まえ，限られたエビデンスに基づいて，慎重に考案された経験豊富な専門家から臨床実務家への助言として提示したものである．

背　景

IPFは慢性進行性の線維化をきたす予後不良の疾患で，疾患進行に伴い多くのIPF患者は咳，呼吸困難，抑うつなどの症状を呈してQOLは低下する[1,2]．IPFに対する薬物治療として抗線維化薬の有効性が示されているが，その効果は疾患進行を遅らせるにとどまり限定的である．よって，IPF診療において，疾患進行を抑制する薬物療法に加えて，症状軽減やQOL維持を目的とした緩和ケアの充実は大きなアンメットニーズとなっている[3,4]．

呼吸困難は，進行期のIPF患者において最も耐えがたい症状のひとつであり，その症状緩和は極めて重要となる．がん患者の呼吸困難に対して，モルヒネ全身投与は「がん患者の呼吸器症状の緩和に関するガイドライン」[5]や米国臨床腫瘍学会（American Society of Clinical Oncology：ASCO）ガイドライン[6]で推奨されている．また，間質性肺疾患（ILD）やCOPDなどの非がん性呼吸器疾患において，呼吸困難に対する症状緩和におけるモルヒネ全身投与の有用性が報告されている[7〜9]．実臨床では，IPF患者における終末期の呼吸困難に対する症状緩和に，モルヒネ全身投与がしばしば用いられている．

一方で，本邦ではモルヒネ系製剤は非がんの呼吸器疾患における呼吸困難に対して保険適用となっておらず，「激しい咳嗽発作における鎮咳」にモルヒネ塩酸塩注射液，モルヒネ塩酸塩錠が保険収載されるにとどまっている．コデインは，肝臓で代謝されるとCYP2D6により約10％がモルヒネとなり，WHO分類で弱オピオイドに分類され，本邦ではリン酸コデイン散が「各種呼吸器疾患における鎮咳・鎮静」に保険適用を有する．

解　説

Matsudaらは，終末期の特発性間質性肺炎患者における呼吸困難に対するモルヒネ持続皮下注射の有用性を後方視的に調査し，呼吸困難 numeric rating scale（NRS）はモルヒネ持続皮下注により投与4時間後で投与前と比較して有意に低下したと報告した[10]．また，モルヒネ投与速度は，中央値で開始時0.25 mg/時，2時間後0.25 mg/時，4時間後0.5 mg/時であった．さらに，Matsudaらは，呼吸困難に対するモルヒネ皮下注に関する第I相前向き試験を実施し，モルヒネ2 mg単回投与の忍容性を報告した[11]．現在，ILDの呼吸困難に対するモルヒネ2 mg単回皮下注の有効性を検証する第II相プラセボ群間比較試験が実施されている[12]．

Currowらは，mMRC3または4を呈する慢性呼吸困難患者（ILD 10例を含む83症例）に対して，1日1回のモルヒネ徐放性製剤を10 mg/日から開始し効果がなければ10 mgずつ30 mg/日まで増量する第II相用量漸増試験を実施した[7]．その結果，83例中52例（62%）において呼吸困難VASで10%以上の改善を認め，改善した患者の約70%はモルヒネ徐放性製剤10 mg/日の投与量であった．

Krong-Whiteらは，MRC 3以上の呼吸困難を伴う線維性ILD 36症例（IPF 17症例を含む）を対象に，モルヒネ速放製剤20 mg/日（1回5 mg，1日4回）の1週間内服の有効性を検証する前向きプラセボ対照比較試験を実施した[13]．その結果，呼吸困難VASは，モルヒネ内服群でベースラインと比較して1.1±0.33 cmと有意な減少を認めた．一方，プラセボ群では0.35±0.47 cmの減少であった．しかしながら，呼吸困難VASの変化量は，両群間で有意な差を認めなかった．また，便秘，悪心，せん妄は，モルヒネ内服群でプラセボ群と比較して高頻度であった．

以上のごとく，呼吸困難を伴うIPF患者の症状緩和に対するオピオイドの効果について，これまでの報告において一致した結果は得られておらず，質の高いエビデンスはない．一方，IPF患者の呼吸困難は極めて難治で，患者のQOLを著しく低下させることは，多くの呼吸器内科医が実臨床において経験している．そのため，オピオイドは，適切な標準治療を実施しても十分に緩和できない呼吸困難に対する治療の選択肢として「非がん性呼吸器疾患緩和ケア指針2021」においても言及されている[14]．また，オピオイド使用に際しては，処方医がその使用方法や有害事象に関して習熟しているとともに，呼吸困難の要因に対する標準治療が実施されていること，患者本人・患者家族への十分な説明と同意を得ていること，投与開始後の効果や副作用が適切に評価されること，などが求められる．

今後，IPF患者の呼吸困難に対して，モルヒネ注射製剤だけでなく経口モルヒネ徐放製剤の有用性に関するエビデンスを創出していくことは，IPF患者の耐えがたい呼吸困難の症状緩和に向けた急務といえる．また，IPF患者に対する緩和ケアの充実に向け，呼吸困難に対する経口モルヒネ徐放製剤の保険収載は，多くの呼吸器内科医が切望するところである．

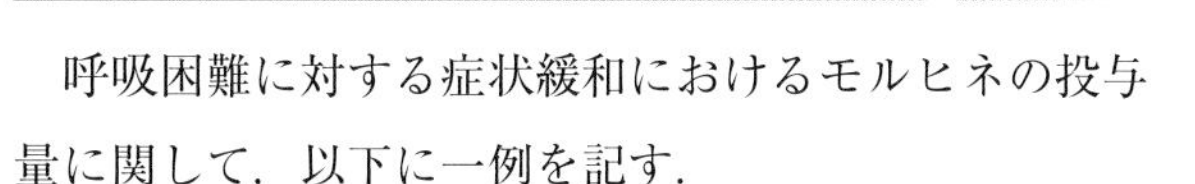

参考

呼吸困難に対する症状緩和におけるモルヒネの投与量に関して，以下に一例を記す．

■オピオイド経口剤

- 経口モルヒネ速放製剤2〜3 mg/回，1日3〜4回
- 経口モルヒネ徐放製剤1回10 mg，1日1回（最大で30 mg/日を超えない）

■オピオイド注射剤

- モルヒネ注射剤持続注射0.25 mg/時から開始，30〜60分おきに0.25〜0.5 mg/時ずつ増量

《文献》

1) Rajala K, Lehto JT, Sutinen E,et al：mMRC dyspnoea scale indicates impaired quality of life and increased pain in patients with idiopathic pulmonary fibrosis. ERJ Open Res 2017；**3**：00084-2017
2) Glaspole IN, Chapman SA, Cooper WA, et al：Health-related quality of life in idiopathic pulmonary fibrosis：Data from the Australian IPF Registry. Respirology 2017；**22**：950-956.
3) Kreuter M, Bendstrup E, Russell AM, et al：Palliative care in interstitial lung disease：living well. Lancet Respir Med 2017；**5**：968-980.
4) Akiyama N, Fujisawa T, Morita T, et al：Palliative Care for Idiopathic Pulmonary Fibrosis Patients：Pulmonary Physicians' View. J Pain Symptom Manage 2020；**60**：933-940.
5) 日本緩和医療学会　緩和医療ガイドライン委員会（編）：がん患者の呼吸器症状の緩和に関するガイドライン2016年

版，金原出版，東京，p.66-69，2016.
6）Hui D, Bohlke K, Bao T, et al：Management of Dyspnea in Advanced Cancer：ASCO Guideline. J Clin Oncol 2021；**39**：1389-1411.
7）Currow DC, McDonald C, Oaten S, et al：Once-daily opioids for chronic dyspnea：a dose increment and pharmacovigilance study. J Pain Symptom Manage 2011；**42**：388-399.
8）Verberkt CA, van den Beuken-van Everdingen MHJ, Schols J,et al：Effect of Sustained-Release Morphine for Refractory Breathlessness in Chronic Obstructive Pulmonary Disease on Health Status：A Randomized Clinical Trial. JAMA Intern Med 2020；**180**：1306-1314.
9）Matsuda Y, Morita T, Matsumoto H, et al：Morphine for dyspnoea in chronic obstructive pulmonary disease：a before-after efficacy study. BMJ Support Palliat Care 2021；**11**：427-432.
10）Matsuda Y, Maeda I, Tachibana K, et al：Low-Dose Morphine for Dyspnea in Terminally Ill Patients with Idiopathic Interstitial Pneumonias. J Palliat Med 2017；**20**：879-883.
11）Matsuda Y, Morita T, Miyaji T, et al：Morphine for Refractory Dyspnea in Interstitial Lung Disease：A Phase I Study（JORTC-PAL 05）. J Palliat Med 2018；**21**：1718-1723.
12）Matsuda Y, Morita T, Oyamada S, et al：Study protocol for a randomised, placebo-controlled, single-blind phase II study of the efficacy of morphine for dyspnoea in patients with interstitial lung disease（JORTC-PAL 15）. BMJ Open 2021；**11**：e043156.
13）Kronborg-White S, Andersen CU, Kohberg C, et al：. Palliation of chronic breathlessness with morphine in patients with fibrotic interstitial lung disease - a randomised placebo-controlled trial. Respir Res 2020；**21**：195.
14）日本呼吸器学会・日本呼吸ケア・リハビリテーション学会（編）：非がん性呼吸器疾患　緩和ケア指針，メディカルレビュー社，東京，p.52-59，2021.

進行期

CQ24 IPF 患者に肺移植は推奨されるか？

エキスパートコンセンサスに基づいたアドバイス

絶対的禁忌がない IPF 患者に対して，条件が整っている場合，肺移植を検討することを助言する．

本 CQ は診療上の重要課題であるが，高いレベルのエビデンスが期待できない CQ である．しかしながら，本ガイドライン作成委員会では一定の方向性を示す必要があると考えた．そこで，エキスパートコンセンサスとして提示する方針とした．

なお，エキスパートコンセンサスに基づいたアドバイスとは，限られたエビデンスに基づいて推奨される医療行為の実施に際し，経験豊富な専門家から臨床実務家への助言である．

背景

IPF に代表される間質性肺疾患（ILD）は，肺移植の対象となることが多い代表的な疾患であり，本邦における ILD（特発性とその他の ILD）の肺移植件数は，脳死片肺移植 350 例中 186 例と半数以上，脳死両側肺移植 308 例中 71 例で約 4 分の 1，生体肺移植 270 例中 90 例と 3 分の 1 を占める（日本肺および心肺移植研究会　2021 年 12 月まで）．一方で，本邦ではドナー不足の現状から脳死肺移植待機期間は，約 2 年 5 ヵ月と長期であり，特発性間質性肺炎（IIP）は待機中死亡率の最も高い疾患である[1]．そのため，患者をタイムリーに移植施設に紹介することが重要となる．片肺移植，両肺移植のいずれも検討可能であるが，後者のほうが短期および長期の生存率が高いとされている[2]．どちらも生存期間の延長を認め，呼吸困難などの症状が緩和され，生活の質を向上させることが期待できる[3,4]．ただし，本邦はドナーシェアリングの観点から片肺移植が選択されることが多い．積極的に検討できる患者の条件は，移植に対する禁忌がなく，手術のリスクが許容できる状態で，移植の実施に耐えうるだけの十分な体力があることである．また，長期的な免疫抑制薬によるリスクも勘案する必要がある．

解説

IPF 患者は 5 年生存率が 20〜40％と示されており予後不良な疾患である[5]．本邦で脳死肺移植登録を行った ILD 患者の待機中予後は他疾患と比較しても不良であり，42〜64％が待機中に死亡したと報告されている[6〜8]．一方で，本邦における IIP の肺移植後生存期間の中央値は 10.2 年であり[9]，肺移植による生存期間の延長が期待できる．海外の単一施設からの報告では肺移植登録を行った IPF 46 症例の解析の結果，肺移植を受けた患者では 5 年後の死亡リスクが低下することが示された[10]．さらに，肺線維症患者が肺移植を受けると，他の肺移植適応疾患と比較して，長期生存率が良好であることを示唆する後方視研究もある[11]．

肺移植の益としては早期に適応を判断し，肺移植施設への紹介を行い，肺移植を行うことで前述のように生存率を高め，また症状を改善し，移植後の生活の質（身体的・精神的側面で）を向上させることが期待できる[2,3,12]．その反面，害としては手術に伴う合併症や死亡リスク，生涯免疫抑制薬を内服する必要があり，拒絶反応，感染症のリスクを伴うことなどがあげられる．余命が限られる重症呼吸器疾患においては，益が害を上回ると考えられる．

IPF患者を対象とした肺移植手術の生存率に関する効果や，肺移植によって得られる社会活動も考慮した費用効果について前向きの検討はないため，Lung Allocation Score（LAS）に関する2つの研究[13,14]，6分間歩行距離と待機者死亡率に関する2つの研究[7,15]，待機者死亡率に関する3つの研究[5,16,17]から得られた，後方視的な研究データを考慮した．そこでは，LASが高値のIPFも肺移植による生存率の向上が期待できること，本邦のILDの肺移植待機中の予後は不良であることが示されている．

患者が肺移植を検討する意思があるかどうかの社会的，経済的，精神的サポートは，患者が十分な健康状態ではなく，待機時間に経験する心理社会的健康への負の影響に対しての支援にもなるため，それらのサポートが得られる状況かどうかについても検討が必要である．

以上より，検索された客観的データを検討したところ，肺移植に適しているかどうかの判断は，IPFの診断が下されたあとにできるだけ早く行うべきであると結論づけた．IPFが疑われる患者の診断を確定し，適切な情報とサポート（診断，予後，管理方法に関する）を提供するには2〜3ヵ月かかることがあり，IPF患者が肺移植に適しているかどうかの最初の議論は，この時期に始めるべきであると考えられた．絶対的な禁忌があるかどうかを評価する確固たる診断を得るには，約6ヵ月かかることが考えられたが，臨床的必要性が示された場合はそれよりも早く肺移植について議論を行い移植施設に紹介する必要がある．なお，肺移植の適応判断に関しては国際心肺移植学会よりコンセンサスドキュメントが出されており[18]，それに基づき日本呼吸器学会より「肺移植紹介のタイミング」として肺移植認定施設への紹介の目安が報告されている（**表1**）[19]．**表2**に肺移植可能施設を示す．

表1　間質性肺炎患者の肺移植紹介のタイミング

a．肺移植実施施設へ紹介するタイミング
①　病理組織UIPまたはCT画像でprobableまたはdefinite UIPパターンの所見がある．
②　努力性肺活量（FVC）が予測値の80%未満，または一酸化炭素肺拡散能（DLco）が予測値の40%未満の肺線維症．
③　過去2年間に以下の1つ以上を認める肺線維症： ・FVCの相対的減少が10%以上． ・DLcoの相対的減少が15%以上． ・FVCの相対的減少が5%以上，かつ呼吸器症状の悪化または画像所見の進行を認める．
④　安静時または労作時の酸素投与の必要性がある．
⑤　炎症性間質性肺疾患では薬物治療を行っても進行（画像または呼吸機能における）が認められる．
⑥　経時的に画像，呼吸機能，症状のいずれかの悪化を認めるPPFE（一次性，二次性）．
b．肺移植登録をするタイミング
①　適切な治療にもかかわらず，過去6ヵ月間に以下の1つ以上を認める肺線維症（付記2）： ・FVCの減少が10%を超える． ・DLcoの減少が15%を超える． ・FVCの減少が5%を超え，かつ画像の進行を伴う．
②　6分間歩行試験で酸素飽和度が88%未満，または過去6ヵ月間で6分間歩行試験の歩行距離が50 mを超えて低下する．
③　右心カテーテルまたは心エコー検査で肺高血圧症を認める（拡張機能不全がない場合）．
④　呼吸状態の悪化，気胸，または急性増悪のための入院歴がある．
⑤　修正GAP stageⅡ以上（付記3）．

付記1　肺移植登録のタイミングは，IPFまたはNSIPを対象とした既報の予後因子に基づいている．他の間質性肺炎の適応もこれに準じるが，疾患によっては十分なデータがない．
付記2　コンセンサスドキュメントでは呼吸機能の絶対的減少を基準としているが，IPFにおいて相対的減少も同様に予後不良とする報告があり，相対的減少も移植登録が考慮される．
付記3　本邦のIPFにおける予後のデータに基づくが，他のILDでは予後が異なる可能性がある．

（一般社団法人日本呼吸器学会ホームページ［https://www.jrs.or.jp］[19]より引用）

表 2　肺移植可能施設・紹介時連絡先

東北大学病院　呼吸器外科　〒980-8575 宮城県仙台市青葉区星稜町 4-1
022-717-8521（呼吸器外科）022-717-7702（臓器移植医療部）
獨協医科大学病院　呼吸器外科　〒321-0293 栃木県下都賀郡壬生町大字北小林 880
0282-86-1111（代表）
東京大学医学部附属病院　呼吸器外科　〒113-8655 東京都文京区本郷 7-3-1
03-3815-5411（代表）
千葉大学医学部附属病院　呼吸器外科　〒260-8677 千葉県千葉市中央区亥鼻 1-8-1
043-222-7171（代表）
藤田医科大学病院　呼吸器外科　〒470-1192 愛知県豊明市沓掛町田楽ヶ窪 1 番地 98
0562-93-2013（移植支援室）
京都大学医学部附属病院　呼吸器外科　〒606-8507 京都府京都市左京区聖護院川原町 54
075-751-4775（直通）
大阪大学医学部附属病院　呼吸器外科　〒565-0871 大阪府吹田市山田丘 2-15
06-6879-5080（患者包括サポートセンター）06-6879-5053（移植医療部）
岡山大学病院　呼吸器外科　〒700-8558 岡山県岡山市北区鹿田町 2-5-1
086-235-7265（呼吸器・乳腺内分泌外科直通）
福岡大学病院　臓器移植医療センター（呼吸器・乳腺内分泌・小児外科）　〒814-0180 福岡県福岡市城南区七隈 7-45-1
092-801-1011（代表）
長崎大学病院　移植医療センター（腫瘍外科）　〒852-8501 長崎県長崎市坂本 1-7-1
095-819-7500（移植医療センター）

（2023 年 3 月現在）

《文献》

1）公益社団法人日本臓器移植ネットワークホームページ［https://www.jotnw.or.jp］（2023 年 2 月 16 日閲覧）

2）International Society for Heart and Lung Transplantation：Adult Heart Transplantation Statistics［https://ishltregistries.org/registries/slides.asp］（2023 年 2 月 16 日閲覧）

3）TenVergert EM, Essink-Bot ML, Geertsma A, et al：The effect of lung transplantation on health-related quality of life：a longitudinal study. Chest 1998；**113**：358-364.

4）Ochman M, Maruszewski M, Latos M, et al：Nordic Walking in Pulmonary Rehabilitation of Patients Referred for Lung Transplantation. Transplant Proc 2018；**50**：2059-2063.

5）Homma S, Sugino K, Sakamoto S, et al：Usefulness of a disease severity staging classification system for IPF in Japan：20 years of experience from empirical evidence to randomized control trial enrollment. Respir Investig 2015；**53**：7-12.

6）Hirama T, Akiba M, Watanabe T, et al：Waiting time and mortality rate on lung transplant candidates in Japan：a single-center retrospective cohort study. BMC Pulm Med 2021；**21**：390.

7）Ikezoe K, Handa T, Tanizawa K, et al：Prognostic factors and outcomes in Japanese lung transplant candidates with interstitial lung disease. PLoS One 2017；**12**：1-13.

8）Higo H, Kurosaki T, Ichihara E, et al：Clinical characteristics of Japanese candidates for lung transplant for interstitial lung disease and risk factors for early death while on the waiting list. Respir Investig 2017；**55**：264-269.

9）日本呼吸器学会びまん性肺疾患診断・治療ガイドライン作成委員会（編）：特発性間質性肺炎 診断と治療の手引き 2022，第 4 版，南江堂，東京，2022.

10）Thabut G, Mal H, Castier Y, et al：Survival benefit of lung transplantation for patients with idiopathic pulmonary fibrosis. J Thorac Cardiovasc Surg 2003；**126**：469-475.

11）Keating D, Levvey B, Kotsimbos T, et al：Lung transplantation in pulmonary fibrosis：challenging early outcomes counterbalanced by surprisingly good outcomes beyond 15 years. Transplant Proc 2009；**41**：289-291.

12）Nöhre M, Albayrak Ö, Brederecke J, et al：Psychometric Properties of the German Version of the Pulmonary-Specific Quality-of-Life Scale in Lung Transplant Patients. Front Psychiatry 2019；**10**：374.

13）Egan TM, Edwards LB：Effect of the lung allocation score on lung transplantation in the United States. J Heart Lung Transplant 2016；**35**：433-439.

14）De Oliveira NC, Julliard W, Osaki S, et al：Lung transplantation for high-risk patients with idiopathic pulmonary fibrosis. Sarcoidosis Vasc Diffuse Lung Dis 2016；**33**：235-241.

15）Miyahara S, Waseda R, Tokuishi K, et al：Elucidation of prognostic factors and the effect of anti-fibrotic therapy on waitlist mortality in lung transplant candidates with idiopathic pulmonary fibrosis. Respir Investig 2021；**59**：428-435.

16）Bennett D, Fossi A, Bargagli E, et al：Mortality on the waiting list for lung transplantation in patients with idiopathic pulmonary fibrosis：a single-centre experience. Lung 2015；**193**：677-681.

17）George PM, Patterson CM, Reed AK, et al：Lung transplantation for idiopathic pulmonary fibrosis. Lancet Respir Med 2019；**7**：271-282.

18）Leard LE, Holm AM, Valapour M, et al：Consensus document for the selection of lung transplant candidates：An update from the International Society for Heart and Lung Transplantation. J Heart Lung Transplant 2021；**40**：1349-1379.

19）一般社団法人日本呼吸器学会ホームページ［https://www.jrs.or.jp］（2023 年 2 月 16 日閲覧）

第Ⅱ章

IPF 診療マニュアル

1 診断

IPFの診断は，2000年以降，国際合意声明や国際ガイドラインに従い行われてきた．**表1**にIPFを含む特発性間質性肺炎（idiopathic interstitial pneumonias：IIPs）に関する国際・国内ガイドラインおよび手引き作成の変遷を示す．最新のIPF診断は，2022年5月に内容の一部が改訂された米国胸部医学会（American Thoracic Society：ATS）／欧州呼吸器学会（European Respiratory Society：ERS）／日本呼吸器学会（Japanese Respiratory Society：JRS）／ラテンアメリカ胸部医学会（Latin American Thoracic Association：ALAT）による診断に関するClinical Practice Guideline[1]に基づき行われている．

本項は，『特発性間質性肺炎 診断と治療の手引き2022（改訂第4版）』[2]内の「第Ⅱ章-1．診断の進め方」をもとに，改訂版国際ガイドラインを含む最新の動向を反映する形で日本呼吸器学会の許諾のもと改変・転載したものである．なお，本ガイドラインはIPFの治療に特化したガイドラインであるため，IPFの診断に関する詳細については，オリジナル論文[1]をご参照いただきたい．

IPF診断のフローチャート（図1）

2022年2月に改訂出版された『特発性間質性肺炎 診断と治療の手引き2022（改訂第4版）』[2]のIPF診断のフローチャートを**図1**に示す．その内容は，国際ガイドラインの内容と整合性を保ちつつ，診断確信度による診断分類（確定診断・暫定診断・分類不能）や作業診断，疾患挙動（臨床経過）を考慮したMDD（multidisciplinary discussion）による再評価などの新たな概念・考え方も加わっている．

IPFが疑われる患者に対して，まず可能性のある原因や関連する状況（線維性過敏性肺炎やじん肺などの環境・職業性曝露に起因する間質性肺疾患，膠原病に伴う間質性肺疾患，薬剤性肺障害など）を検索・除外する．鑑別には，十分な問診および身体所見が重要で

表1　IPFおよびIIPsに関する国際・国内ガイドラインおよび手引き作成の変遷

	国際ガイドライン・分類	国内ガイドライン・手引き
2000年	ATS/ERS特発性肺線維症（IPF）国際合意ステートメント	
2002年	ATS/ERS特発性間質性肺炎（IIPs）国際集学的合意分類	
2004年		IIPs診断と治療の手引き初版
2011年	ATS/ERS/JRS/ALATエビデンスに基づくIPFの診断と管理ガイドライン	IIPs診断と治療の手引き改訂第2版
2013年	ATS/ERS IIPs国際集学的合意分類改訂	
2015年	ATS/ERS/JRS/ALAT IPFの治療に関するガイドライン	
2016年		IIPs診断と治療の手引き改訂第3版
2017年		IPFの治療ガイドライン2017
2018年	Fleischner Society IPF診断基準 ATS/ERS/JRS/ALAT IPFの診断に関するガイドライン	
2022年	ATS/ERS/JRS/ALAT IPF（update）とprogressive pulmonary fibrosisに関するガイドライン	IIPs診断と治療の手引き2022改訂第4版

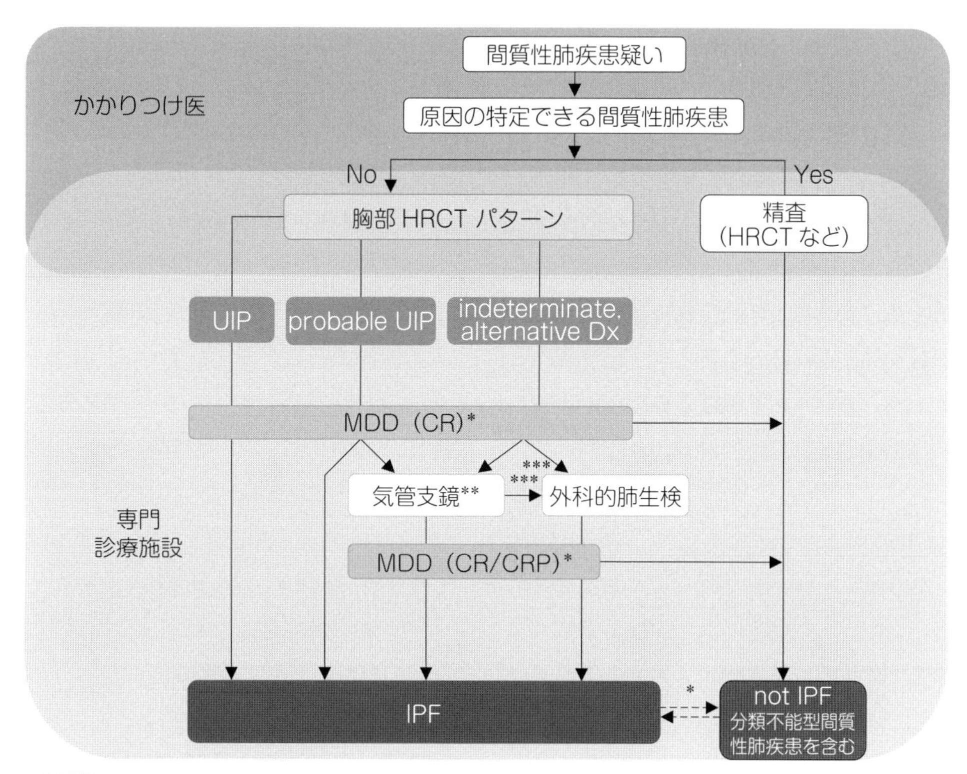

図1 IPF 診断のフローチャート

＊ 疾患挙動を考慮した MDD による再評価
＊＊ BAL, TBLB, TBLC
＊＊＊ 診断の確信度が高くなければ考慮
HRCT：高分解能 CT/UIP：usual interstitial pneumonia/Dx：diagnosis/
MDD：multidisciplinary discussion/CR：臨床医・放射線科医による集学的検討/
CRP：臨床医・放射線科医・病理医による集学的検討/BAL：bronchoalveolar lavage/
TBLB：transbronchial lung biopsy/TBLC：transbronchial lung cryobiopsy
（日本呼吸器学会びまん性肺疾患診断・治療ガイドライン作成委員会（編）：特発性間質性肺炎 診断と治療の手引き 2022, 第 4 版, 南江堂, p.5, 2022[2] より引用）

あり，いずれの疾患も鑑別を想定しないと見落とす可能性がある．膠原病に伴う間質性肺疾患では，膠原病の症状が軽微な場合に見落とす可能性や，疑わしい症状や所見が存在するも診断基準を満たさない症例が存在するため注意が必要である．また過敏性肺炎では，抗原曝露が明らかで臨床像が特徴的な場合は診断が比較的容易であるが，抗原曝露が明らかでない場合で慢性進行性の場合には IPF との鑑別がしばしば困難であり注意が必要である．

特定の診断がつかない場合や潜在的な間質性肺疾患の原因が特定されない場合には，胸部高分解能 CT（HRCT）の画像パターンや多分野による集学的検討（MDD）により，さらなる評価が必要となる．胸部 HRCT 所見では，4 つのパターン（UIP パターン，probable UIP パターン，indeterminate for UIP パターン，alternative diagnosis）に分類され，HRCT での UIP パターンは蜂巣肺所見が必須である．検査法の選択や診断に際して，呼吸器科医，放射線科医を中心に病理医，可能であれば膠原病科医を含めた MDD を行うことが診断精度を高めることに有用とされている[1~7]．画像所見で UIP パターンを認め，明らかな原因が認められなければ，多くの場合，気管支鏡検査や外科的肺生検を行わなくとも IPF と診断可能である[1~3,7]．ただし，UIP パターンを認めても，確定困難な膠原病や線維性過敏性肺炎など二次性の UIP が疑われる場合は気管支鏡検査（気管支肺胞洗浄，経気管支肺生検，経気管支クライオ肺生検）などを検討してもよい[2,3,6,7]．画像所見で probable UIP パターンの場合も，IPF の臨床像に矛盾しないか，IPF 以外を想定する所見や経過がなければ多くの場合は IPF と診断可能である[1〜3,7〜9]．しかし，probable UIP パターンの場合には，UIP パターンよりも線維性過敏性肺炎などの他の線維化性間質性肺疾患との鑑別がさらに困難な場合もあり，患者背景（60 歳以上，男性，喫煙者など）の臨床的可能性を考慮しながら MDD を行い，慎重に臨床診断することが重要である．気管支鏡検査にて IPF に矛盾しなければ診断の確信度が高まる．気管支鏡検査（気管支肺胞洗浄，経気管支肺生検，経気管支クライオ肺生検）を行っても診断の確信度が高くなければ，可能であれば外科的肺生検も考慮する[1〜3,7,9]．

画像所見で indeterminate for UIP パターンの場合は，IPF かどうかの確信度があまり高くなく他疾患の可能性も十分ありうる．この場合は，気管支鏡検査（気管支肺胞洗浄，経気管支肺生検，経気管支クライオ肺生検）や可能であれば外科的肺生検を積極的に行い IPF の可能性，他疾患の可能性を十分吟味する[1〜3,7]．画像所見で alternative diagnosis パターンを認めた場合は，IPF 以外の疾患の可能性が高く，気管支鏡検査（気管支肺胞洗浄，経気管支肺生検，経気管支クライオ肺生検）や可能であれば外科的肺生検を駆使して確定診断に努める[1〜3,7]．ただし，IPF として非典型的な画像所見を呈しても 30％程度の症例が IPF と診断されるため，IPF を鑑別から完全に外すことはできないことに留意すべきである[10]．

多分野による集学的検討（MDD）

MDD は，間質性肺炎診療における診断と診断の確信度のレベルの確立，生検やその他の検査の必要性の判断，管理方針の決定のために重要である[1〜7]．MDD は臨床医，放射線科医，病理医による臨床情報，画像診断，病理診断についてダイナミックな意見交換を通じて行われ，各々の不確実性を補い，判断の精度を高めることにつながる．MDD により，検者間における診断一致率と診断確信度を改善させるとの報告や，臨床医や放射線科医単独での診断よりも IPF 診断の確信度を上昇させることも報告されている[3,5〜7]．IPF と診断された症例のうち，MDD による再評価により 30〜50％が IPF 以外の診断に変わったとの報告もある[11,12]．さらに，臨床医や放射線科医単独よりも MDD での IPF 診断のほうが予後識別能に優れているとの報告もなされている[6]．また最近では，施設診断よりも専門家による MDD 診断のほうが IPF 診断の予後識別能に優れているとの報告もある[12]．これら結果は MDD による判断が診断精度の向上と治療方針決定に有用であることを示している．また，患者におけるアンケート調査においても，MDD による正確な診断と疾患理解の向上は，回答者にとって最も重要であったと報告されている[13]．2018 年および 2022 年の国際ガイドライン[1,7]における IPF 診断に関する MDD についての推奨は，方針決定のためのいずれの HRCT パターンであってもその実施を提案している（条件つき）．しかし，IPF 以外の慢性線維化性間質性肺炎において，非特異性間質性肺炎や慢性過敏性肺炎などは専門医による MDD 診断においても一致率が良好でないという問題もあり，診断基準の確立が必要である[6]．

MDD を行う際の推奨事項を**表 2** に記載する[3]．MDD の基本的な構成メンバーは，呼吸器科医，放射線科医，病理医であり，可能ならば，膠原病科医，ときには産業医，遺伝学者の協力も有用である．なお，たとえば，経験のある臨床医か放射線科医が IPF に矛盾しない臨床所見と典型的な CT 所見であると判断した場合には，MDD を行わなくとも IPF と診断可能である[3,6]．MDD の開催形態については，直接（対面）もしくはオンライン（遠隔）開催により，画像および病理所見については直接閲覧すべきと推奨されている．

JRS びまん性肺疾患学術部会では，わが国における MDD 診断の現状を把握する目的で，JRS 呼吸器専門研修プログラム基幹施設を対象にアンケート調査[14]を行った．その結果，全 239 施設から回答を得，MDD 診断を定期的に行っている施設は 9.6％であり，実施していない施設は 62.3％であった．一方，多くの施設で今後 web を介した MDD を利用したいと回答しており，MDD 実施体制の構築が重要課題であると考えられる．解決策のひとつとして，Fujisawa

表2 MDD カンファレンスを行う際の推奨事項（Fleischner Society）

頻度	・週もしくは月単位（患者数による）
対象患者	・確定診断できない患者 ・non-IPF を疑う患者（過敏性肺炎，膠原病に伴う間質性肺疾患） ・患者が多く経験豊富なグループでは，典型例には必要ない場合もある ・一部の患者では経過観察により，再評価が必要な場合もある
カンファレンスの形態	・直接もしくはオンライン会議 ・病理と画像は直接閲覧するべき
参加者	・間質性肺疾患診療の経験がある臨床医，放射線医および病理医 ・経験が少ない場合は，専門グループとの連携が必要（画像の送信，病理スライドの評価，臨床的観点についてオンラインあるいは電話もしくは e-mail で討議） ・時にはリウマチ専門医の参加が役立つ
目標	・診断，治療計画の決定，病態進行の評価
記録事項	・MDD による第一診断（“分類不能型”を含む），現実的な代替診断，必要な診断検査の助言
情報共有	・カルテと退院通知への最終診断の記録 ・カンファレンス参加者のリスト，臨床診断のリスト，画像診断のリスト，病理診断のリスト，推奨する治療法のリストなども可能なら含める

（Lynch DA, et al：Lancet Respir Med 2018；6：138-153[3] を参考に作成）
（日本呼吸器学会びまん性肺疾患診断・治療ガイドライン作成委員会（編）：特発性間質性肺炎 診断と治療の手引き 2022，第4版，南江堂，p.7，2022[2] より引用）

ら[12] はクラウド型臨床・画像・病理統合型データベースを用いた遠隔 MDD の有用性を報告し，IPF をはじめとする IIPs における MDD の普及に大きく貢献するものと期待される．遠隔 MDD は，新型コロナウイルス感染症パンデミックによって，いっそう必要性が高まっている．感染のリスクを減らすため，直接対面で行う MDD は，特に呼吸器科医と放射線科医との間では避けるべきと提案されている[15]．実際，オーストラリアでは，唯一安全な選択として遠隔バーチャル MDD を推進し，コロナ禍であっても迅速な MDD 診断の普及をはかり，直接（対面）MDD よりも幅広い MDD 参加者を獲得することで教育面でも有用としている[16]．また，遠隔 MDD を行うには仮想環境が必要であり，コンピューターやスマートフォンへのアクセス，そして通信環境および技術の整備が必要であり，常に患者の個人情報の保持を図る必要もある．以上より，遠隔 MDD は，新しい臨床と研究の可能性を提供するもので，間質性肺疾患（interstitial lung disease：ILD）診療の標準化への寄与が期待される．今後の研究では，対面式とバーチャル会議の MDD への貢献度の違いや，遠隔 MDD を最適化する方法を検討する必要がある[16]．

分類不能型と暫定診断・作業診断

間質性肺疾患の診断において，従来は診断基準が重視され，基準を満たす確定診断と，そうでない場合は未診断，あるいは分類不能型と診断されていた．分類不能型は，2013 年の国際分類では，分類不能型（特発性）間質性肺炎[4]，Ryerson らの報告[17] では“分類不能型間質性肺疾患”と総称されている[3,6]．分類不能型 ILD は，気管支鏡検査や外科的肺生検などの検査が行えず診断がつかない場合と，これらの検査を行ったうえで明確な診断にいたらない場合に大別される．

多くの ILD の診断基準では組織学的評価が重要視され，結果として多くの ILD 症例が分類不能となり，治療・管理を行う際に支障が生じていた．このような現状を改善するため，確信度による診断分類が提唱されている[17]．この分類によれば，診断基準を満たした場合や 90％以上の確信度を確定診断，90～51％を暫定診断（90～71％を高確信度，70～51％を低確信度），50％以下を分類不能としている．そして分類不能の場合は鑑別疾患を併記する．いずれの場合も，治療反応性を含めた臨床経過，疾患の挙動により診断の再評価が重要であり，ILD の診断は，確信度や経過により診断が変わる可能性があることに留意し，3～

6ヵ月ごとに治療反応性も含め多面的に再評価を行う姿勢が重要である[1,3]．

“確定診断とはされないが，臨床像や疾患の挙動がIPFと矛盾しないと判断される場合”に，作業診断IPF（working diagnosis of IPF）とすることがFleischner SocietyのIPF診断白書に記載されている[3]．Walshらは，ILDの専門家が70%以上の確信度の診断と判断すれば，疾患挙動がIPFと矛盾しないのみならず，専門家はIPFと同様の治療戦略をとることを報告し，70%以上の確信度を作業診断の根拠とする妥当性を示した[18]．すなわちIPFを対象とした場合，作業診断IPF＝高確信度暫定診断IPFと考えられる（例：HRCTでprobable UIPパターンを呈し，臨床的にIPFと矛盾しないと判断すれば作業診断IPFと診断可能）．

ATS/ERS/JRS/ALATによるIPFの診断に関するガイドライン

2022年5月に改訂された国際ガイドラインに示されているIPFの診断アルゴリズムを**図2**に示す[1]．経気管支肺生検（transbronchial lung biopsy：TBLB）や外科的肺生検（surgical lung biopsy：SLB）は，UIPパターンやprobable UIPパターンであれば行わないことが推奨され，IPFと診断可能である．気管支肺胞洗浄（bronchoalveolar lavage：BAL）やSLBは，HRCTパターンがindeterminate for UIPパターンやalternative diagnosisでは条件つきで提案しているが，SLBは術中・周術期・術後合併症のリスクが高い患者（重度の安静時低酸素血症や肺高血圧症の併発など）では適応とはならない．また，経気管支クライオ肺生検（transbronchial lung cryobiopsy：TBLC）

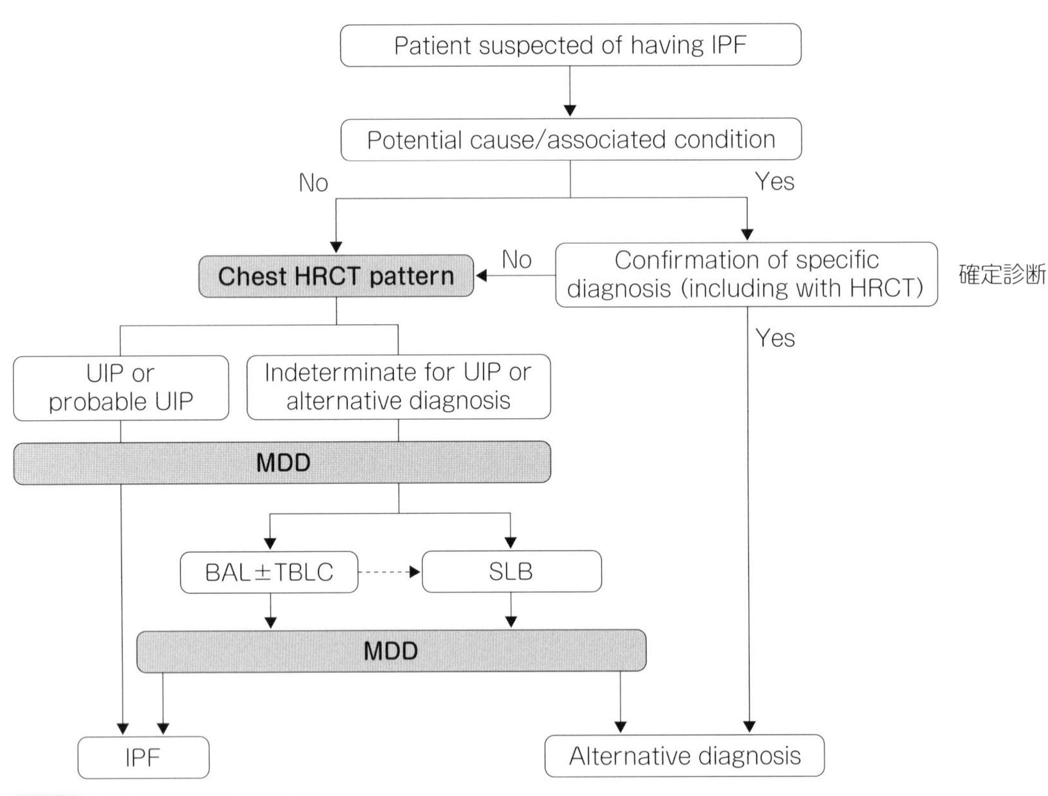

図2 IPFの診断アルゴリズム

MDD：多分野による集学的検討
BAL：気管支肺胞洗浄
TBLC：経気管支クライオ肺生検
SLB：外科的肺生検

（Raghu G, et al：Am J Respir Crit Care Med 2022；205：e18-e47[1] を参考に作成）

表3 HRCTと病理組織パターンに基づくIPF診断

IPF suspected*		Histopathology pattern†			
		UIP	Probable UIP	Indeterminate for UIP or biopsy not performed	Alternative diagnosis
HRCT patten	UIP	IPF	IPF	IPF	Non-IPF dx
	Probable UIP	IPF	IPF	IPF（Likely）‡	Non-IPF dx
	Indeterminate	IPF	IPF（Likely）‡	Indeterminate§	Non-IPF dx
	Alternative diagnosis	IPF（Likely）‡	Indeterminate§	Non-IPF dx	Non-IPF dx

† 病理組織学的評価がTBLCに基づく場合には，外科的肺生検と比較し生検サイズが小さく，サンプリングエラーの可能性が大きいことから，診断確信度のレベルを下げる必要があるかも知れない．

* 「臨床的にIPF疑いあり」＝胸部X線画像または胸部CT上での原因不明の症候性/無症候性の両側性肺線維化，両肺底部における吸気時の捻髪音，年齢60歳以上．（中年層［40歳超，60歳未満］，特に家族性肺線維症を示唆する患者は，60歳以上の典型的な患者と同じような臨床経過を示すことはまれである）

‡ IPFは，次のいずれかの所見がある場合に診断される可能性（IPF likely diagnosis）がある．
- 50歳以上の男性または60歳以上の女性における，中等度～重度の牽引性気管支拡張/細気管支拡張（舌葉を含む4葉以上の軽度の牽引性気管支拡張/細気管支拡張または2葉以上の中等度～重度の牽引性気管支拡張と定義）
- HRCT上の広範な網状影（>30%）および年齢>70歳
- 気管支肺胞洗浄液での好中球の増加および/またはリンパ球増加なし
- MDDによる確信度の高いIPFの診断

§ Indeterminate
- 適切な生検がなければ，indeterminate
- 適切な生検を行うことで，MDDおよび/またはさらなる協議により，確定診断される場合がある

（Raghu G, et al：Am J Respir Crit Care Med 2022；205：e18-e47[1]を参考に作成）

については，2018年のガイドライン[7]では，「HRCTパターンがprobable UIP，indeterminate for UIP，alternative diagnosisの場合には，TBLCに対して，肯定/否定のいずれの推奨もしない」となっていたが，その後ILD診断におけるTBLCの有用性と安全性に関するいくつかの臨床研究が報告され，今回の改訂ガイドライン[1]では，「TBLCの実施経験が豊富な医療機関においては，確定診断できないILDの病理組織学的診断を行うために，SLBに代わる検査としてTBLCを提案する（条件つき）」と変更された．

病理組織所見も4つのパターン（UIPパターン，probable UIPパターン，indeterminate for UIPパターン，alternative diagnosis）に分類され，HRCTと病理組織パターン，また肺生検未施行の組み合わせに基づきIPFの診断が行われる（**表3**）[1]．また，IPF（Likely）が定義され，1）50歳以上の男性または60歳以上の女性で，中等度～高度の牽引性気管支拡張／細気管支拡張を認める，2）年齢が70歳以上で，HRCTにおける広範な網状陰影（>30％）を認める，3）BALで好中球増加および／またはリンパ球増加なし，4）MDDによる確信度の高いIPFの診断，のいずれかの所見がある場合にIPFと診断される可能性がある．

《文献》

1）Raghu G, Remy-Jardin M, Richeldi L, et al：Idiopathic pulmonary fibrosis（an Update）and Progressive Pulmonary Fibrosis in adults. An Official ATS/ERS/JRS/ALAT Clinical Practice Guideline. Am J Respir Crit Care Med 2022；**205**：e18-e47.

2）日本呼吸器学会びまん性肺疾患診断・治療ガイドライン作成委員会（編）：特発性間質性肺炎 診断と治療の手引き2022，第4版，南江堂，東京，2022.

3）Lynch DA, Sverzellati N, Travis WD, et al：Diagnostic criteria for idiopathic pulmonary fibrosis：a Fleischner Society White Paper. Lancet Respir Med 2018；**6**：138-153.

4）Travis WD, Costabel U, Hansell DM, et al：An official American Thoracic Society/European Respiratory Society statement：Update of the international multidisciplinary classification of the idiopathic interstitial pneumonias. Am J Respir Crit Care Med 2013；**188**：733-748.

5）Flaherty KR, King TE Jr, Raghu G, et al. Idiopathic interstitial pneumonia：what is the effect of a multidisciplinary approach to diagnosis? Am J Respir Crit Care Med 2004；**170**：904-910.

6）Walsh SLF, Wells AU, Desai SR, et al：Multicentre evaluation of multidisciplinary team meeting agreement on diagnosis in diffuse parenchymal lung disease：a case-cohort study. Lancet Respir Med 2016；**4**：557-565.

7）Raghu G, Remy-Jardin M, Myers JL, et al：Diagnosis of Idiopathic Pulmonary Fibrosis. An Official ATS/ERS/JRS/ALAT Clinical Practice Guideline. Am J Respir Crit Care Med 2018；**198**：e44-e68.

8) Brownell R, Moua T, Henry TS, et al：The use of pretest probability increases the value of high-resolution CT in diagnosing usual interstitial pneumonia. Thorax 2017；**72**：424-429.
9) Fukihara J, Kondoh Y, Brown KK, et al：Probable usual interstitial pneumonia pattern on chest CT：is it sufficient for a diagnosis of idiopathic pulmonary fibrosis? Eur Respir J 2020；**55**：1802465.
10) Yagihashi K, Huckleberry J, Colby TV, et al：Radiologic-pathologic discordance in biopsy-proven usual interstitial pneumonia. Eur Respir J 2016；**47**：1189-1197.
11) Jo HE, Glaspole IN, Levin KC, et al：Clinical impact of the interstitial lung disease multidisciplinary service. Respirology 2016；**21**：1438-1444.
12) Fujisawa T, Mori K, Mikamo M, et al：Nationwide cloud-based integrated database of idiopathic interstitial pneumonias for multidisciplinary discussion. Eur Respir J 2019；**53**：1802243.
13) McLean AEB, Webster SE, Fry M, et al. Priorities and expectations of patients attending a multidisciplinary interstitial lung disease clinic. Respirology 2021；**26**：80-86.
14) 冨岡洋海，坂東政司，近藤康博：びまん性肺疾患の multidisciplinary discussion 診断に関するアンケート調査結果．日呼吸会誌 2021；**10**：97-101.
15) Wong AW, Fidler L, Marcoux V, et al. Practical considerations for the diagnosis and treatment of fibrotic interstitial lung disease during the coronavirus disease 2019 pandemic. Chest 2020；**158**：1069-78.
16) Mackintosh JA, Glenn L, Barnes H, et al. Benefits of a virtual interstitial lung disease multidisciplinary meeting in the face of COVID-19. Respirology 2021；**26**：612-615.
17) Ryerson CJ, Corte TJ, Lee JS, et al：A Standardized Diagnostic Ontology for Fibrotic Interstitial Lung Disease. An International Working Group Perspective. Am J Respir Crit Care Med 2017；**196**：1249-1254.
18) Walsh SLF, Lederer DJ, Ryerson CJ, et al：Diagnostic Likelihood Thresholds That Define a Working Diagnosis of Idiopathic Pulmonary Fibrosis. Am J Respir Crit Care Med 2019；**200**：1146-1153.

2 重症度分類

重症度分類に求められること

患者によって多様な臨床経過をたどるIPFにおいて，予後予測や診療方針を決定するための精度の高い重症度分類の存在は欠かせないものである．本疾患が慢性呼吸不全を呈する代表的疾患のひとつであること，また，生存期間中央値が約3〜5年と予後不良であることを前提とするならば，何をもって重症とするのか，その解釈は複合的なものにならざるを得ない．すなわち，日常生活動作（activities of daily living：ADL）と生命予後の2つの要素が重症度に反映される必要がある．IPF患者において，ADLの低下は慢性呼吸不全による労作時呼吸困難や激しい咳嗽などに依存する要素であり，一方，生命予後は死因となる経年的な呼吸機能の低下，急性増悪や肺癌の発現に依存する要素である．これらの要素をいかに重症度に反映させるか，これまで様々な工夫や検証が行われてきた．

現行の重症度分類（JSC）とその問題点

わが国では，2004年から独自の重症度分類（JSC）がIPFを含めた特発性間質性肺炎に対する厚生労働省指定難病の認定基準として用いられている[1,2]．安静時動脈血酸素分圧（PaO_2）と6分間歩行試験後の経皮的酸素飽和度（SpO_2）最低値を組み合わせた分類である．これらは，慢性呼吸不全によるADLを評価する主要項目であるので，ADLに重きを置いた重症度分類といえる．

重症度は軽いほうから，Ⅰ度，Ⅱ度，Ⅲ度，Ⅳ度の4つに分類される．安静時PaO_2がⅡ度，Ⅲ度相当であっても，歩行後のSpO_2が90％未満に低下するとそれぞれⅢ度，Ⅳ度にランクアップするというように労作時低酸素血症の顕在化を付加させた点が独創的である．

しかし，現行の重症度分類においていくつかの問題点が指摘されている．第一に安静時PaO_2が健常者と変わらない80 Torr以上（Ⅰ度）の患者であっても，歩行時SpO_2が90％未満となる一群が存在するが，この群において歩行後の低酸素血症の影響を加味しないことが妥当なのか不明であること，第二に下肢機能の低下などのため，もともと歩行障害を有する患者では正確な重症度判定ができないこと，第三に心不全などIPF以外の疾患に伴う呼吸不全の要素を排除できないことである．

北海道のIPF患者326例の後ろ向きの解析によると，JSCはIPF患者の予後を軽症例（Ⅰ度とⅡ度）と重症例（Ⅲ度とⅣ度）の大まかに2群に弁別することがわかった[3]（**図1**）．しかしⅠ度のうち歩行試験後に低酸素血症がある患者では予後が悪いことが指摘されており，この患者群をⅡ度とすることによって，予後弁別能が改善されることが報告された[4]．さらに厚生労働省びまん性肺疾患に関する調査研究班から，Ⅰ度のうち歩行試験後に低酸素血症を認める患者群のSGRQ（St. George Respiratory Questionnaire）およびCAT（COPD Assessment Test）スコアで評価したQoLと生命予後はⅢ度の患者群のそれに匹敵することが報告された[5]．また動脈血採血が侵襲的であるという問題もあり，PaO_2によらずとも安静時と歩行後のSpO_2を組み合わせることで十分な予後弁別ができ

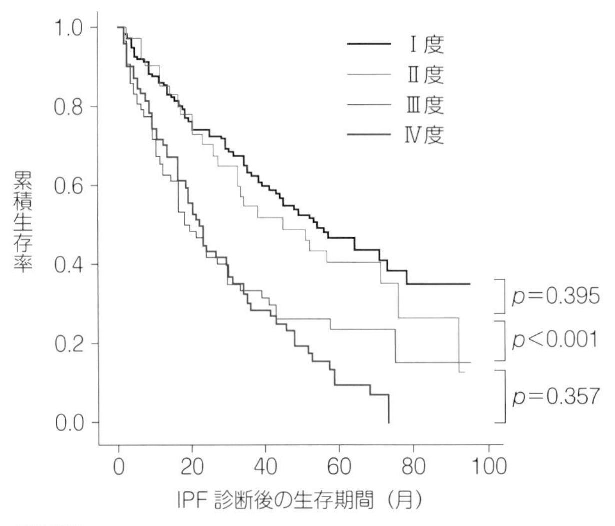

図 1　厚生労働省の指定難病における重症度分類（JSC）別予後曲線（Kaplan-Meier 法による）

［Kondoh S, et al：Respir Investig 2016；54：327-333 を参考に作成］

安静時の SpO_2	6 分間歩行試験後の $SpO_2<90\%$	重症度
≧96%	なし あり	Ⅰ度 Ⅱ度
90%～95%	なし あり	Ⅱ度 Ⅲ度
<90%		Ⅲ度

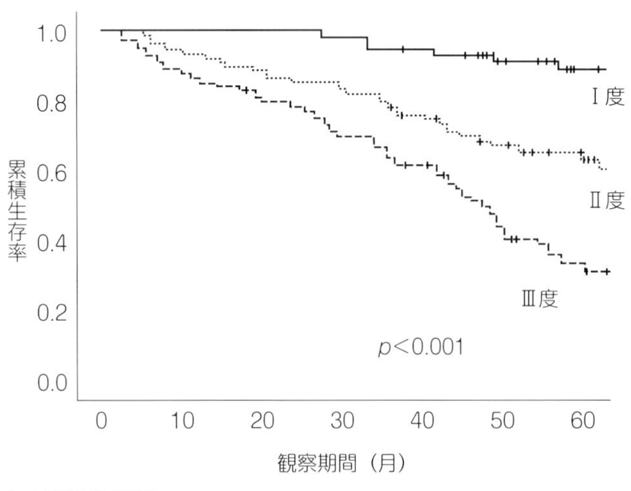

図 2　安静時と 6 分間歩行試験後の SpO_2 の組み合わせによる予後弁別能

［Takei R, et al：Respir Investig 2020；58：190-195 を参考に作成］

ることが報告されている[6]（**図 2**）．

国際的な重症度分類―GAP モデル

IPF の予後予測において，呼吸機能（% FVC, % DLco）は最も重要な因子であることが報告されている[7~9]．Wells らは % FVC，% DLco および % FEV_1 から Composite Physiologic Index（CPI）を算出し，CT 上の線維化の程度および予後とよく相関することを報告した[10]．% FEV_1 を組み入れることによって，気腫性変化が呼吸機能に与える影響を補正しているのが特徴である．さらに簡便な重症度分類として，米国の研究グループが性別，年齢，% FVC および % DLco から算出されるポイントの合計により病期を 3 つのステージに分類する GAP モデルを提唱し，その良好な予後弁別能から国際的な論文のなかで広く用いられている[11]（**図 3**）．一方，IPF の臨床経過には人種差が指摘されており，GAP モデルを日本人にそのまま適用可能か検討が必要であった．前述の北海道のコホートによる検討では，GAP モデルの Stage Ⅰ および Ⅱ の予後が米国の報告よりも悪く，Stage Ⅱ と Ⅲ の予後に有意差がないことがわかった[3]．韓国からも同様の報

a

	因子	ポイント（修正モデル共通）		因子	ポイント	修正モデルポイント
G	女性 男性	0 1	P	FVC（% 予測）［修正モデルでは VC（% 予測）］ >75% 50～75% <50%	 0 1 2	 0 4 8
A	≦60 歳 61～65 歳 >65 歳	0 1 2		DLco（% 予測） >55% 36～55% ≦35% 検査施行できず	 0 1 2 3	左記と同じ

b

	GAP スコア（合計ポイント）	修正 GAP スコア（合計ポイント）
Stage Ⅰ	0～3	0～3
Stage Ⅱ	4～5	4～7
Stage Ⅲ	6～8	8～14

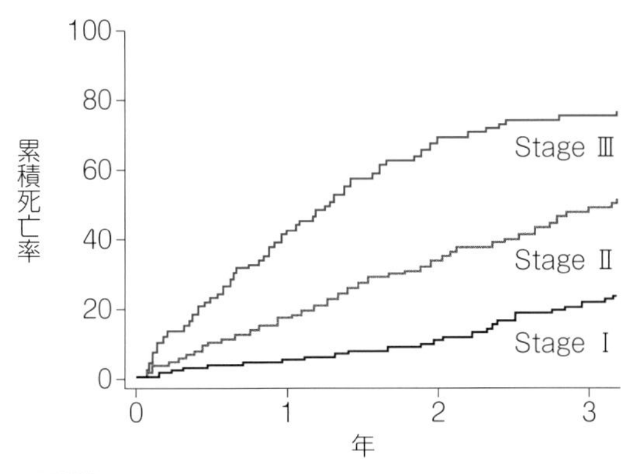

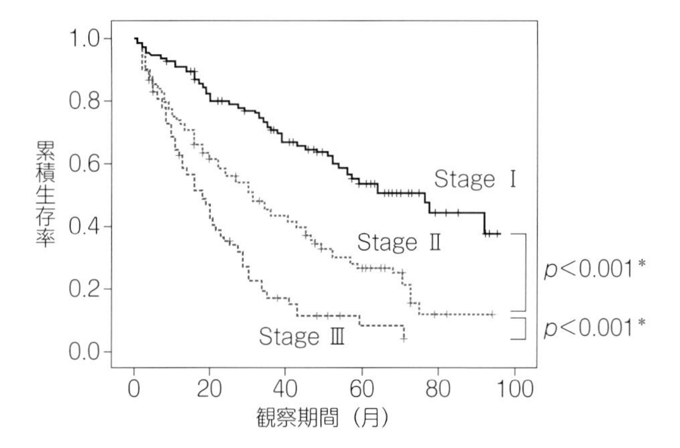

図 3 GAP モデルと日本人向けに修正された GAP モデル

［Ley B, et al：Ann Intern Med 2012；156：684-691 および Nishikiori H, et al：Respir Investig 2020；58：395-402 を参考に作成］

a：米国の IPF コホートにおける GAP ステージ別生存曲線（GAP モデル）

b：わが国の IPF コホートにおける修正 GAP ステージ別生存曲線（日本人向けに修正された GAP モデル）

告があり[12]，両国のコホートによる検証を含めたアジア人に適する修正モデルが提案されている[13]（**図 3**）．また抗線維化治療導入に際して GAP モデルと Body mass index を組み合わせたモデル[14] や NSIP や過敏性肺炎用に修正したモデルなども発表された[15]．

新たな重症度分類策定に向けて

北海道のコホート研究では，JSC で軽症に分類されるにもかかわらず GAP モデルで StageⅢ に該当する患者，逆に GAP モデルで Stage Ⅰ に該当するにもかかわらず JSC では重症に分類される患者が相当数存在することが示されており[3]，両分類とも予後が悪い患者を十分に拾い切れていない可能性がある．今後，ADL や QOL と予後を包括的に評価できる新たな重症度分類の策定が望まれる．また IPF の臨床経過は急性増悪などによって，ある時期から急に変化することがあり，定期的に重症度を評価し直すことも重要と考えられる．

《文献》

1）難病情報センター ホームページ：特発性間質性肺炎［https://www.nanbyou.or.jp/entry/156］（2023 年 2 月 16 日閲覧）

2）Homma S, Sugino K, Sakamoto S：Usefulness of a disease severity staging classification system for IPF in Japan：20 years of experience from empirical evidence to randomized control trial enrollment. Respir Investig 2015；**53**：7-12.

3）Kondoh S, Chiba H, Nishikiori H, et al：Validation of the Japanese disease severity classification and the GAP model in Japanese patients with idiopathic pulmonary fibrosis. Respir Investig 2016；**54**：327-333.
4）Kondoh Y, Taniguchi H, Kataoka K, et al：Disease severity staging system for idiopathic pulmonary fibrosis in Japan. Respirology 2017；**22**：1609-1614.
5）千葉弘文，錦織博貴，近藤康博，ほか：令和2年度厚生労働科学研究費補助金難治性疾患政策研究事業びまん性肺疾患に関する調査研究班 疫学調査・重症度分類部会報告書. 令和2年3月.
6）Takei R, Yamano Y, Kataoka K, et al：Pulse oximetry saturation can predict prognosis of idiopathic pulmonary fibrosis. Respir Investig 2020；**58**：190-195.
7）Fernandez Perez ER, Daniels CE, Schroeder DR, et al：Incidence, prevalence, and clinical course of idiopathic pulmonary fibrosis；a population-based study. Chest 2010；**137**：129-137.
8）Jeon K, Chung MP, Lee KS, et al：Prognostic factors and causes of death in Korean patients with idiopathic pulmonary fibrosis. Respir Med 2006；**100**：451-457.
9）Natsuizaka M, Chiba H, Kuronuma K, et al：Epidemiologic survey of Japanese patients with idiopathic pulmonary fibrosis and investigation of ethnic differences. Am J Respir Crit Care Med 2014；**190**：773-779.
10）Wells AU, Desai SR, Rubens MB, et al：Idiopathic pulmonary fibrosis：a composite physiologic index derived from disease extent observed by computed tomography. Am J Respir Crit Care Med 2003；**167**：962-969.
11）Ley B, Ryerson CJ, Vittinghoff E, et al：A multidimesional index and staging system for idiopathic pulmonary fibrosis. Ann Intern Med 2012；**156**：684-691.
12）Kim ES, Choi SM, Lee J, et al：Validation of the GAP score in Korean patients with idiopathic pulmonary fibrosis. Chest 2015；**147**：430-437.
13）Nishikiori H, Chiba H, Lee SH, et al：A modified GAP model for East-Asian populations with idiopathic pulmonary fibrosis. Respir Investig 2020；**58**：395-402.
14）Suzuki Y, Mori K, Aono Y, et al：Combined assessment of the GAP index and body mass index at antifibrotic therapy initiation for prognosis of idiopathic pulmonary fibrosis. Sci Rep 2021；**11**：18579.
15）Ryerson CJ, Vittinghoff E, Ley B, et al：Predicting survival across chronic interstitial lung disease：the ILD-GAP model. Chest 2014；**145**：723-728.

3 治療の目標と評価法

治療目標

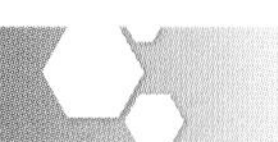

一般に疾患の治療目標は治癒であり，なるべく短期間で副作用なく治療を完遂することが期待される．しかし，予後不良であるIPFは不可逆的な肺の線維化のために治癒は困難な状況であり，疾患の進行抑制による「生命予後の改善」が治療の最終目標となる．一般的にIPFの治療と管理は多面的・包括的なアプローチで行われ，それぞれ目標が設定される．2013年の特発性間質性肺炎（IIPs）分類に関するATS/ERSのステートメントでも，時間経過を考慮した疾患の挙動（disease behavior）に対応した治療目標が設定され，進行性・不可逆性疾患であるIPFの治療目標は進行速度の減弱（slow down）とされている[1]．また，わが国の報告では，IPF患者の中央生存期間は35ヵ月で，その死因の40％は「急性増悪」，24％は「慢性呼吸不全」，11％は「肺癌」といわれている[2]．したがって「生命予後の改善」には，主な死因とされる「急性増悪」「慢性呼吸不全」「肺癌」の対策を目標とすることがIPF克服にとって最も重要と考えられる．

臨床試験における生命予後を代理的に示唆する指標（surrogate marker）として，努力肺活量（FVC）の経時的変化はIPFにおける重要な予後因子のひとつであり[3]，再現性も高い[4]．わが国を含む世界各国で承認された2つの抗線維化薬（ピルフェニドン，ニンテダニブ）はこのFVCの低下を有意に抑制する[5,6]ことで，IPFの進行速度の減弱という治療目標を達成しうる薬剤である．また近年，様々な分子や経路を標的とした薬剤がIPFの治療薬として続々と開発が進められ治験が進められているが，その主要なエンドポイントとして多くの場合FVCが用いられている[7]．

本ガイドラインでは2つの抗線維化薬について，「慢性期のIPF患者に対して投与を提案（CQ4，CQ5）」すると記載されている[5,6]．最近のレジストリーやメタ解析による検討では，抗線維化薬によるFVCの低下抑制とともに，急性増悪や呼吸器関連入院の抑制[8〜10]や，予後改善が報告されており[8,11〜13]，最終目標である「生命予後の改善」につながることが期待される．

IPFのような治癒を得ることが困難な慢性疾患に対する医療行為のもうひとつの目標は，日常生活の質の維持・向上であり，これに関しては，健康関連QOLも含めた患者報告アウトカム（patient-reported outcome）が重要である．しかし，現在，IPFにおいてこの目標達成は難しく，薬物療法のみならず，在宅酸素療法，呼吸リハビリテーション，栄養療法，緩和ケアなど多面的な戦略を展開していく必要がある．非薬物療法では特に様々な業種がかかわり，集学的に治療することが望ましいとされている．対症療法，禁煙，長期酸素療法，栄養指導，ワクチン接種などの意義については十分検証されていないものの，呼吸リハビリテーション，長期酸素療法など，①症状の緩和，②運動耐容能の改善，③健康状態の維持，改善が期待される．そのため評価指標として6分間歩行試験の歩行距離や健康関連QOLが用いられることが多い．インフルエンザワクチン，肺炎球菌ワクチン，新型コロナワクチンなどは，IPFの合併症，増悪の予防効果が期待される．また最終的に肺移植，緩和ケアも検討が必要である．**図1**に2022年国際IPFガイドラインに掲載されている，IPFの疾患経過に伴う患者の臨床的管理

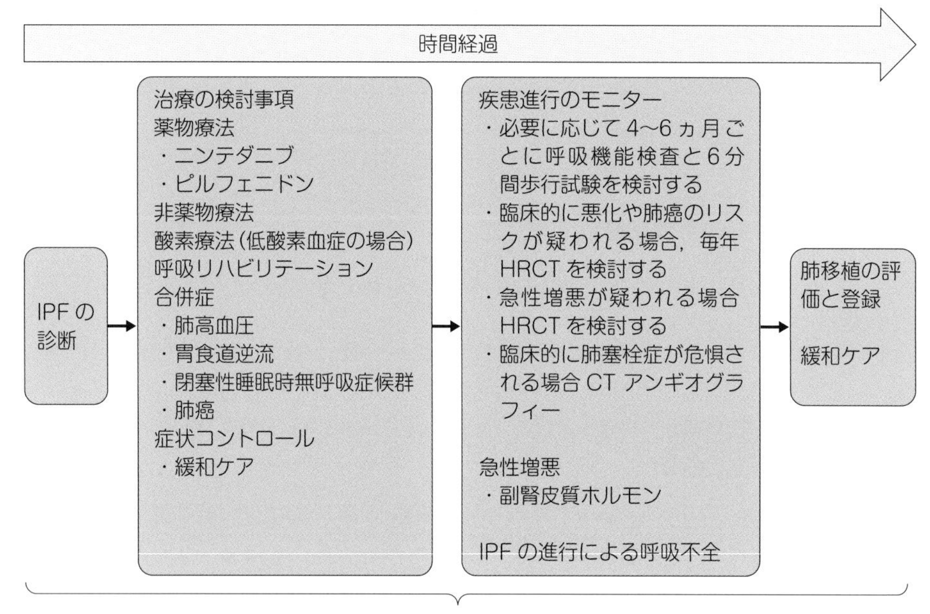

図 1　IPF 患者の時間経過に基づく臨床管理

（Raghu G, et al：Am J Respir Crit Care Med 2022；205：e18-e47[14] を参考に作成）

法を示す[14]．

治療開始時期・診療間隔

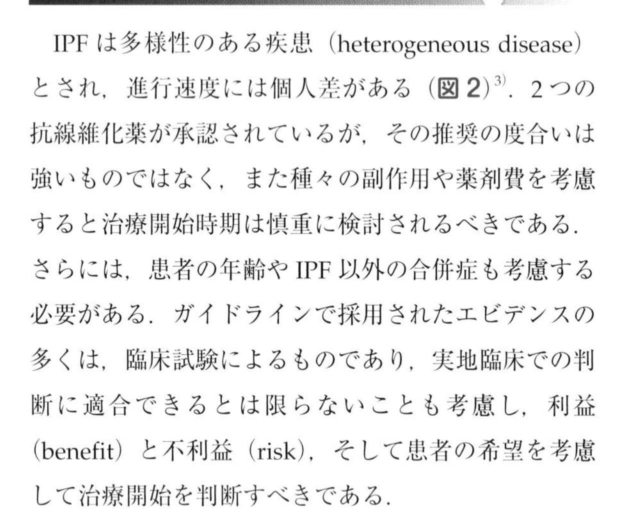

IPF は多様性のある疾患（heterogeneous disease）とされ，進行速度には個人差がある（**図 2**）[3]．2 つの抗線維化薬が承認されているが，その推奨の度合いは強いものではなく，また種々の副作用や薬剤費を考慮すると治療開始時期は慎重に検討されるべきである．さらには，患者の年齢や IPF 以外の合併症も考慮する必要がある．ガイドラインで採用されたエビデンスの多くは，臨床試験によるものであり，実地臨床での判断に適合できるとは限らないことも考慮し，利益（benefit）と不利益（risk），そして患者の希望を考慮して治療開始を判断すべきである．

まず，診断時には，重症度評価と治療介入の裏付けとなる予後因子の評価を行う．予後不良因子があれば治療開始を検討する．直ちに治療を開始しない場合には，経過での進行速度を確認し，長期的に安定であれば無治療で経過観察を行い，緩徐進行の場合には抗線維化薬を中心に治療を検討する．急速進行性の場合は治療を開始し，また，経過中に急性増悪をきたせば直ちに治療を行う．IPF は，基本的には慢性かつ進行性の経過をたどるため，早期治療介入が重要であるが，欧米でもわが国においても，特に軽症例における抗線維化薬治療導入率は低いのが現状である[15, 16]．定期的な診療は疾患管理のうえで重要であり，症状や呼吸機能，画像などの定期的な評価により，治療薬や在宅酸素療法の適応を評価し，また，気胸や肺癌の合併の早期発見にもつながる．診療間隔の設定は施設により差があるが，軽症で安定している場合でも当初は 3 ヵ月に 1 回程度の診療が望ましい．重症例や明らかな進行例では診療間隔を短くして対応する必要がある．胸部 HRCT を頻回に撮像することは放射線被曝の点から避けたいが，詳細な評価を行う際には施行される．6 分間歩行試験は在宅酸素療法の適応や重症度判定に用いられ，進行の評価にも役立つ．肺拡散能（DLco）は有用な検査であるが，進行例では施行が困難となる．

治療の評価法

評価指標（エンドポイント）は，治療行為の有効性を示すための評価項目である．臨床試験のエンドポイ

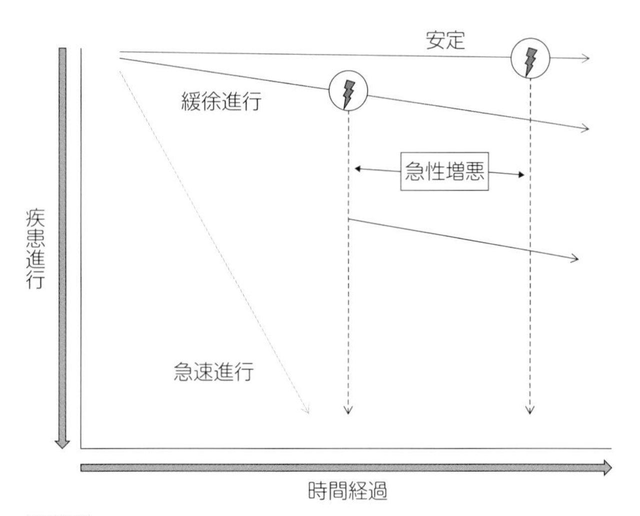

図2 IPFの自然経過

(Raghu G, et al：Am J Respir Crit Care Med 2011；183：788-824[3] を参考に作成)

ントは，治療の目標・目的に合い，なおかつ客観的に評価できる項目が望ましいとされている．治療介入による臨床試験で本来求めるべき結果，アウトカムは，「生命予後の改善」「死亡率の低下」「疾患の発症率の低下」「入院率の低下」「健康状態・健康関連QOLの向上」「副作用の低減」などであり，これらの評価項目は真のエンドポイントと呼ばれる．しかし，それらを治験の期間内で評価することが難しい場合，糖尿病では血糖値，肺癌では腫瘍サイズ，高血圧症では血圧，IPFでは呼吸機能や運動耐容能などが，短期間で評価できる代用エンドポイント（サロゲートエンドポイント）として採用されてきた．IPFの評価指標として，全死亡率の低下を証明することが理想ではあるが，それには膨大な症例数と多大なコストがかかるため，全生存率の代用エンドポイントとして多くの場合，FVC，時に肺活量（VC）が用いられている．他に肺拡散能（DLco），PaO_2，6分間歩行試験（6MWT），無増悪生存期間（PFS），副作用（AE）が用いられている[17]．

治験や治療，介入の目標によって，様々な指標が用いられるが，FVCの変化は生命予後を評価するうえで再現性が高く，比較的標準的に実施可能な指標として国際的にしばしば用いられ，臨床試験で良好な結果が得られている[17]．また，FVCの経時的測定は，通常来院時に病院の生理検査室で測定される．最近は家庭で実施できる簡便なスパイロメーターも利用されている[18]．

近年，経時的なFVC，画像の悪化，症状の悪化で定義される，進行性線維化を伴う間質性肺疾患（PF-ILD）はIPFに準じて，抗線維化薬の治療対象となっている[19]．IPFはその代表である．FVC，画像所見，症状の悪化のスピードの評価も重要な代用エンドポイントである．疾患進行のモニタリングとして，呼吸機能，血液検査，HRCTなどが行われるが，国際ガイドラインでは必要に応じて4〜6ヵ月と記載されているが，現場での検査の種類や頻度は国によってばらつきがある[20]．最近，IPF以外で1年間のFVC，DLcoの低下，画像の悪化，症状の悪化で定義する進行性肺線維症（PPF）が国際ガイドラインで提案されている[7]．KL-6やSP-Dなどの血清バイオマーカーの測定はわが国では保険適用もあり，しばしば間質性肺炎の評価に利用されている．一方，海外では承認されていないこともあり，治験や臨床試験では多くの場合に研究的エンドポイントとされているが，血液検査は繰り返し実施でき，経過の評価に適している．進行性あるいは予後を反映する血液や遺伝子の新たなバイオマーカーの開発が進められている．

さらに急性増悪までの期間，呼吸器関連入院までの期間も重要なアウトカムである．呼吸困難や咳などの症状，生活や仕事の障害や患者の負担を含めた評価も重要である[21]．患者自身が症状や健康関連 QOL を評価する，患者報告アウトカム（PRO）が近年注目されている[22]．また，複数のエンドポイントを併せて総合評価する，複合エンドポイントが用いられることもある．

IPF の治療の目標を明確にして，適切な評価法，指標を用いることが重要である[17]．

《文献》

1）Travis WD, Costabel U, Hansell DM, et al：An official American Thoracic Society/European Respiratory Society statement；update of the international multidisciplinary classification of the idiopathic interstitial pneumonias. Am J Respir Crit Care Med 2013；**188**：733-748.

2）Natsuizaka M, Chiba H, Kuronuma K, et al：Epidemiologic survey of Japanese patients with idiopathic pulmonary fibrosis and investigation of ethnic differences. Am J Respir Crit Care Med 2014；**190**：773-779.

3）Raghu G, Collard HR, Egan JJ, et al：An official ATS/ERS/JRS/ALAT statement；idiopathic pulmonary fibrosis；evidence-based guidelines for diagnosis and management. Am J Respir Crit Care Med 2011；**183**：788-824.

4）du Bois RM, Weycker D, Albera C, et al：Forced vital capacity in patients with idiopathic pulmonary fibrosis：test properties and minimal clinically important difference. Am J Respir Crit Care Med 2011；**184**：1382-1389.

5）Richeldi L, du Bois RM, Raghu G, et al：Efficacy and safety of nintedanib in idiopathic pulmonary fibrosis. N Engl J Med 2014；**370**：2071-2082.

6）King TE Jr, Bradford WZ, Castro-Bernardini S, et al：A phase 3 trial of pirfenidone in patients with idiopathic pulmonary fibrosis. N Engl J Med 2014；**370**：2083-2092.

7）Confalonieri P, Concetta M, Jacob VJ, et al：Regeneration or Repair? The Role of Alveolar Epithelial Cells in the Pathogenesis of Idiopathic Pulmonary Fibrosis（IPF）. Cells 2022, 11, 2095. Doi：10.3390/cells11132095.

8）Petnak T, Lertjitbanjong P, Thongprayoon C, et al：Impact of Antifibrotic Therapy on Mortality and Acute Exacerbation in Idiopathic Pulmonary Fibrosis：A Systematic Review and Meta-Analysis. Chest 2021；**160**：1751-1763.

9）Richeldi L, Cottin V, du Bois RM, et al：Nintedanib in patients with idiopathic pulmonary fibrosis：Combined evidence from the TOMORROW and INPULSIS（®）trials. Respir Med 2016；**113**：74-79.

10）Ley B, Swigris J, Day BM, et al：Pirfenidone Reduces Respiratory-related Hospitalizations in Idiopathic Pulmonary Fibrosis. Am J Respir Crit Care Med 2017；**196**：756-761.

11）Jo HE, Glaspole I, Grainge C, et al：Baseline characteristics of idiopathic pulmonary fibrosis：analysis from the Australian Idiopathic Pulmonary Fibrosis Registry. Eur Respir J 2017；**49**：1601592.

12）Guenther A, Krauss E, Tello S, et al：The European IPF registry（eurIPFreg）：baseline characteristics and survival of patients with idiopathic pulmonary fibrosis. Respir Res 2018；**19**：141.

13）Behr J, Prasse A, Wirtz H, et al：Survival and course of lung function in the presence or absence of antifibrotic treatment in patients with idiopathic pulmonary fibrosis：long-term results of the INSIGHTS-IPF registry. Eur Respir J 2020；**56**：1902279.

14）Raghu G, Remy-Jardin M, Richeldi L, et al：Idiopathic pulmonary fibrosis（an Update）and Progressive Pulmonary Fibrosis in adults. An Official ATS/ERS/JRS/ALAT Clinical Practice Guideline. Am J Respir Crit Care Med 2022；**205**：e18-e47.

15）Maher TM, Molina-Molina M, Russell AM, et al：Unmet needs in the treatment of idiopathic pulmonary fibrosis insights from patient chart review in five European countries. BMC Pulm Med 2017；**17**：124.

16）冨岡洋海，紙田光豊，東久弥：特発性肺線維症（IPF）における抗線維化療法導入のバリア：わが国における IPF 患者と担当医師の意識調査（第 1 報）．呼吸臨床 2020；**4**：e00097.

17）Albera C：Challenges in idiopathic pulmonary fibrosis trials：the point on end-points. Eur Respir Rev 2011；**20**：195-200.

18）Maher TM, Corte TJ, Fischer A, et al：Pirfenidone in patients with unclassifiable progressive fibrosing interstitial lung disease：a double-blind, randomised, placebo-controlled, phase 2 trial. Lancet Respir Med 2020；**8**：147-157.

19）Flaherty KR, Wells AU, Cottin V, et al：Nintedanib in progressive fibrosing interstitial lung diseases. N Engl J Med 2019；**381**：1718-1727.

20）Takizawa A, Kamita M, Kondoh Y, et al：Current monitoring and treatment of progressive fibrosing interstitial lung disease：a survey of physicians in Japan, the United States, and the European Union. Curr Med Res Opin 2021；**37**：327-339.

21）Lancaster L, Bonella F, Inoue Y, et al：Idiopathic pulmonary fibrosis：physician and patient perspectives on the pathway to care from symptom recognition to diagnosis and disease burden. Respirology 2022；**27**：66-75.

22）Swigris JJ, Bushnell DM, Rohr K, et al：Responsiveness and meaningful change thresholds of the Living with Pulmonary Fibrosis（L-PF）questionnaire Dyspnoea and Cough scores in patients with progressive fibrosing interstitial lung diseases. BMJ Open Respir Res 2022；**9**：e001167.

4 合併症・併存症と日常管理

合併症・併存症

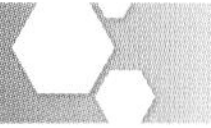

1. 急性増悪

IPFの急性増悪の年間発症率は5〜15%とされている．急性増悪はIPFの死因としても重要であり，臨床試験の副次的評価項目となることも多い．急性増悪の診断基準は国内外で幅があるが，最近では原因不明のみでなく誘因のあるものも急性増悪と認識されている（例：感染，処置後/術後，薬剤性，誤嚥など）[1〜3]．最近の検討では誘因の有無での予後は同等と報告されている[4,5]．急性増悪は予後不良の病態であるので発症予防が重要であり，抗線維化薬による有効性が報告されている[6,7]．全身麻酔や気管支鏡検査を契機に急性増悪を発症することがあり，IPFの診療において注意が必要である．

急性増悪に対して良質なエビデンスを有する治療法は確立していないが，高用量のステロイド全身投与，ならびに免疫抑制薬の併用も試みられている[3]．呼吸管理としては，高流量鼻カニュラ（HFNC）酸素療法および非侵襲的陽圧換気療法（NPPV）を試みてもよい[3]．急性増悪は重症化するほど予後不良となるので早期診断，早期治療が望まれる．治療目標としては致死的状態からの回復，残存肺機能の維持，薬物治療による有害事象回避，再発予防，などがあげられる．

2. 気胸・縦隔気腫

気胸や縦隔気腫は，IPFの経過中にしばしば起こる合併症であり，急激な胸痛や呼吸困難の悪化を認める際には考慮する必要がある．IPFの予後不良因子でもあり[8〜10]，ステロイド使用により合併頻度が高くなり，難治性となる可能性が高い．特に，気胸に縦隔気腫を合併した場合は予後不良である[8]．気胸自体，あるいは胸膜癒着術や外科的治療などの気胸治療により，IPFの急性増悪をきたす可能性があり，これらには十分なインフォームドコンセントを必要とする．胸膜癒着術に関しては，OK-432（ピシバニール®）などによるchemical pleurodesisではIPFの急性増悪が危惧され，自己血によるblood-patch pleurodesisが比較的安全とされている[8]．

3. 肺 癌

IPFでは5〜30%に肺癌を合併，相対リスクは7〜14倍とされ，肺癌の独立した危険因子と考えられている[11,12]．また，IPFの重要な予後因子のひとつであり[13,14]，日本人IPF患者の死因としても，肺癌は急性増悪，慢性呼吸不全に次ぐ第3位（11%）である[13]．よって，IPFの経過観察においては，肺癌発症に注意が必要であるが，背景の間質性陰影のため，胸部X線のみでは肺癌の発見が遅れる可能性があり，適時，胸部CTによる注意深い評価を行う．

IPF合併肺癌の治療に関しては，外科治療，薬物療法，放射線治療のいずれもが，致命的な急性増悪の契機となりうることに注意する．Ⅰ/Ⅱ期非小細胞肺癌は手術適応になりうるが，術後急性増悪のリスク因子として，男性，術前ステロイド投与，急性増悪の既往，%肺活量低値，画像上UIPパターン，血清KL-6高値，区域切除以上の術式が同定されている[15]．放射線治療は放射線肺炎のリスクから回避すべきであり，また，化学療法は薬剤性肺障害のリスクのため大きく制限される．化学療法による急性増悪のリスクとして，HRCTにおけるUIPパターン[16]や肺活量低値[17]などが報告されている．日本呼吸器学会腫瘍学術部会・びまん性肺疾患学術部会より，間質性肺炎合併肺癌に関するステートメントが発刊されている[18]．

4. 肺感染症

IPFにおける蜂巣肺などの肺線維化病変には，アスペルギルスや抗酸菌が感染することが経験される[19, 20]．さらに，ステロイドや免疫抑制薬の使用下では易感染状態から，細菌性肺炎，ニューモシスチス肺炎，サイトメガロウイルス肺炎などのリスクが高くなる[21, 22]．しかし，感染症のリスクが上昇する投与量/投与期間について，また予防的治療法は十分確立されていない．ニューモシスチス肺炎に対しては，ST合剤[21]やアトバコンの内服，ペンタミジンの吸入などの予防的投与を考慮する．

5. 肺高血圧症

IPFでは，肺高血圧症を合併することがあり，合併した場合，予後不良であることが報告されている[23]．特に，気腫合併肺線維症（CPFE）では合併頻度が高く，予後不良である[24]．肺高血圧症の合併は，高度の労作時呼吸困難や頻脈を認める場合，FVCに比較してPaO_2やDLcoの低下が大きいこと，胸部CTにおける肺動脈径/大動脈径比が大きいこと，心エコー所見などから推察されるが，確定診断には右心カテーテル検査が必要である．2022年の欧州心臓病学会（ESC）および欧州呼吸器学会（ERS）の肺高血圧に関する診断・治療ガイドラインにおいて，すべての前毛細血管性肺高血圧症は，①mPAP＞20 mmHg，②肺血管抵抗（PVR）≧2 W.U.，③肺動脈楔入圧≦15 mmHgのすべてを満たすものと定義され[25]．IPFに合併する肺高血圧症に対する確立された治療法ではないが，ILDに対する吸入トリプロスチニル（本邦未承認）の投与16週での運動耐容能（6MWD），NT-proBNPおよびFVCの改善効果が報告され[26, 27]，ESC/ERSガイドラインでは投与を検討して良いとしている．一方，IPFにおけるアンブリセンタン，ILDにおけるリオシグアトの使用は有害事象を増やすとの報告から[28, 29]，ESC/ERSガイドラインでは推奨しないとしている[25]．

6. 胃食道逆流

胃食道逆流（gastroesophageal reflux：GER）はIPFにしばしば合併し，不顕性誤嚥によるIPFの増悪も想定されている．システマティックレビュー，メタ解析が行われ[30]，制酸薬治療あるいは逆流防止手術は，IPF患者の呼吸器関連アウトカムを改善させるとする十分なエビデンスはないと結論され，2022国際ガイドライン[31]においても，IPFにおいて呼吸器関連アウトカムの改善を目的とした制酸薬治療，逆流防止手術は提案しない，とされている（conditional recommendation）．ただし，GER症状があるIPF患者においては，GER関連アウトカムの改善のために制酸薬治療は適応となるとしている．また，ステロイド使用下では副作用対策としてプロトンポンプ阻害薬などを併用することも多い．

日常管理

1. 禁　煙

喫煙は間質性肺炎の発症，病態悪化のリスクであり，さらにはCOPDや肺癌，心疾患や脳梗塞などの原因ともなるため，必ず禁煙指導を行う．また，酸素療法を行っている患者では，喫煙は火災，火傷事故につながるため，厳重な指導を行う．喫煙はIPFの独立した危険因子[32〜35]であり，また，IPF患者における喫煙者と非喫煙者の予後を比較した報告では，喫煙者のほうが予後不良とされている[33, 35]．咳嗽の軽減，体重減少の防止，感染予防からも禁煙は重要である．

2. 感染予防

感染予防として肺炎球菌ワクチン，インフルエンザワクチン，新型コロナウイルスワクチンの接種が推奨される．IPFの急性増悪は，明らかな原因菌が証明されなくとも，上気道感染症状がきっかけとなる場合が多く，冬季に多いとされている[5, 36]．そこで，外出時のマスクの着用，手洗い，うがいの励行，上述のワクチンの予防接種などを勧め，空気の悪い場所や人ごみを避け，感冒症状のある人との接触を避けるよう指導する．

3. 在宅酸素療法

慢性的に線維化が進行し慢性呼吸不全（低酸素血症）になっている場合，あるいは肺高血圧症を合併している場合には，在宅酸素療法の対象となる[37]．酸素投与量の設定に際しては，IPF は安静時と比べて労作時に著明な酸素飽和度の低下が起こりやすい点を考慮し，COPD に比して労作時に高流量を必要とすることが多い．携帯酸素を外出などの労作時に使用することをみられたくないという心理もあるが，労作時には酸素を増量して使用すべきであることをくり返し指導する．また，IPF では終末期でない限り，二酸化炭素の蓄積を考慮する必要はなく，十分な流量の酸素吸入を行うことが重要である．

4. 呼吸リハビリテーション

エビデンスが確立されている COPD と比較し，IPF における呼吸リハビリテーションの効果は明確にはされていないが，運動耐容能，労作時呼吸困難，健康関連 QOL の改善が報告されており[38~48]，IPF の治療に関する国内外のガイドラインにおいても，エビデンスは弱いながらも推奨されている[37]．IPF では下肢の大腿四頭筋筋力の低下が運動耐容能低下に関連しており[49, 50]，IPF に対する呼吸リハビリテーションは下肢の運動療法が主体となる．また，IPF をはじめとする間質性肺炎患者は胸郭の可動性が低下するため，肺活量や 1 回換気量の低下をきたし，その結果，少ない 1 回換気量で換気を維持しようとするため，代償的に呼吸数が増加する浅く早い（rapid shallow）呼吸になっており，胸郭のストレッチなどにより可能な限り胸郭の動きを維持していく．

5. 福　祉

IPF は厚生労働省の指定難病であり，外科的肺生検が未施行でも胸部 HRCT 所見を基本とした診断が許容されている．難病医療費助成制度が 2015 年 1 月に改訂され，重症度が比較的軽いⅠ，Ⅱ度であっても 3 ヵ月以上医療費が高額であれば申請可能となり，早期治療に対する患者の負担軽減がなされている．低呼吸機能・慢性呼吸不全症例は身体障害者（呼吸器機能障害）に該当するので，該当する等級を確認したうえで申請を検討する．抗線維化薬を処方する機会が増え，患者の経済的負担の増大が危惧されるため，福祉政策は重要である．

6. 精神的配慮

予後も含めた疾患の説明と検査の意義を十分に説明する．IPF は癌に準じて予後が不良であり[51]，治癒に向かう治療法はなく，病名告知については，細心の注意が必要である．また，終末期医療について，挿管・人工呼吸の希望などについても，事前に患者および家族とよく相談しておく必要がある．外科的肺生検では危険性と利益を十分に説明し，そのうえで検査に対する不安を緩和する配慮が必要である．IPF 患者は精神的健康も障害されており[52]，また，特に呼吸困難や健康関連 QOL に障害がある患者ではうつ状態であるとの報告[53, 54]もなされており，精神的なサポートも重要である．

7. その他

規則正しい生活を基本とし，安定した室温と適度な加湿により，快適な生活を心がける．外出時には衣類の調節をして温度差を少なくする．また，身体活動性を高めるべく，積極的な社会参加や趣味を持つなど，活動的な生活習慣を維持するよう指導する．body mass index や体重減少が予後とも関連している点[55~57]も考慮し，定期的な体重測定を日常管理として行い，体重減少に注意する．肺高血圧症を合併している患者では，塩分制限を指導する．高齢者では，咳嗽が肋骨骨折の原因となることもあり，鎮咳薬の適切な使用を考慮する．

《文献》

1）Kondoh Y, Taniguchi H, Kawabata Y, et al：Acute exacerbation in idiopathic pulmonary fibrosis. Analysis of clinical and pathologic findings in three cases. Chest 1993；**103**：1808-1812.

2）Collard HR, Ryerson CJ, Corte TJ, et al：Acute Exacerbation of Idiopathic Pulmonary Fibrosis. An International Working Group Report. Am J Respir Crit Care Med 2016；**194**：265-275.

3）日本呼吸器学会びまん性肺疾患診断・治療ガイドライン作成委員会（編）：特発性間質性肺炎 診断と治療の手引き 2022，第４版，南江堂，東京，p.89-98，2022.

4）Teramachi R, Kondoh Y, Kataoka K, et al：Outcomes with newly proposed classification of acute respiratory deterioration in idiopathic pulmonary fibrosis. Respir Med 2018；**143**：147-152.

5）Yamazoe M, Tomioka H：Acute exacerbation of idiopathic pulmonary fibrosis：a 10-year single-centre retrospective study. BMJ Open Respir Res 2018；**5**：e000342.

6）Petnak T, Lertjitbanjong P, Thongprayoon C, et al：Impact of Antifibrotic Therapy on Mortality and Acute Exacerbation in Idiopathic Pulmonary Fibrosis：A Systematic Review and Meta-Analysis. Chest 2021；**160**：1751-1763.

7）Richeldi L, Cottin V, du Bois RM, et al：Nintedanib in patients with idiopathic pulmonary fibrosis：Combined evidence from the TOMORROW and INPULSIS（®）trials. Respir Med 2016；**113**：74-79.

8）Aihara K, Handa T, Nagai S, et al：Efficacy of blood-patch pleurodesis for secondary spontaneous pneumothorax in interstitial lung disease. Intern Med 2011；**50**：1157.

9）Colombi D, Ehlers-Tenenbaum S, Palmowski K, et al：Spontaneous pneumomediastinum as a potential predictor of mortality in patients with idiopathic pulmonary fibrosis. Respiration 2016；**92**：25-33.

10）Nishimoto K, Fujisawa T, Yoshimura K, et al：The prognostic significance of pneumothorax in patients with idiopathic pulmonary fibrosis. Respirology 2018；**23**：519-525.

11）Hubbard R, Venn A, Lewis S, et al：Lung cancer and cryptogenic fibrosing alveolitis. A population-based cohort study. Am J Respir Crit Care Med 2000；**161**：5-8.

12）Ozawa Y, Suda T, Naito T, et al：Cumulative incidence of and predictive factors for lung cancer in IPF. Respirology 2009；**14**：723-728.

13）Natsuizaka M, Chiba H, Kuronuma K, et al：Epidemiologic survey of Japanese patients with idiopathic pulmonary fibrosis and investigation of ethnic differences. Am J Respir Crit Care Med 2014；**190**：773-779.

14）Kreuter M, Ehlers-Tenenbaum S, Palmowski K, et al：Impact of comorbidities on mortality in patients with idiopathic pulmonary fibrosis. PLoS ONE 2016；**11**：e0151425.

15）Sato T, Teramukai S, Kondo H, et al：Impact and predictors of acute exacerbation of interstitial lung diseases after pulmonary resection for lung cancer. J Thorac Cardiovasc Surg 2014；**147**：1604-1611.

16）Kenmotsu H, Naito T, Kimura M, et al：The risk of cytotoxic chemotherapy-related exacerbation of interstitial lung disease with lung cancer. J Thorac Oncol 2011；**6**：1242.

17）Enomoto Y, Inui N, Kato T, et al：Low forced vital capacity predicts cytotoxic chemotherapy-associated acute exacerbation of interstitial lung disease in patients with lung cancer. Lung Cancer 2016；**96**：63.

18）日本呼吸器学会腫瘍学術部会・びまん性肺疾患学術部会（編）：間質性肺炎合併肺癌に関するステートメント，南江堂，東京，2017

19）Ogawa K, Kurosaki A, Miyamoto A, et al：Clinicoradiological Features of Pulmonary Tuberculosis with Interstitial Pneumonia. Intern Med 2019；**58**：2443-2449.

20）Kurosaki F, Bando M, Nakayama M, et al：Clinical features of pulmonary aspergillosis associated with interstitial pneumonia. Intern Med 2014；**53**：1299-1306.

21）Enomoto T, Azuma A, Matsumoto A, et al：Preventive effect of sulfamethoxasole-trimethoprim on Pneumocystis jiroveci pneumonia in patients with interstitial pneumonia. Intern Med 2008；**47**：15-20.

22）Arai T, Inoue Y, Tachibana K, et al：Cytomegalovirus infection during immunosuppressive therapy for diffuse parenchymal lung disease. Respirology 2013；**18**：117-124.

23）Kimura M, Taniguchi H, Kondoh Y, et al：Pulmonary hypertension as a prognostic indicator at the initial evaluation in idiopathic pulmonary fibrosis. Respiration 2013；**85**：456-463.

24）Cottin V, Nunes H, Brillet PY, et al：Groupe d'Etude et de Recherche sur les Maladies Orphelines Pulmonaires（GERM O P）. Combined pulmonary fibrosis and emphysema：a distinct underrecognised entity. Eur Respir J 2005；**26**：586-593.

25）Humbert M, Kovacs G, Hoeper MM, et al.；ESC/ERS Scientific Document Group. 2022 ESC/ERS Guidelines for the diagnosis and treatment of pulmonary hypertension. Eur Heart J 2022；**43**：3618-3731.

26）Waxman A, Restrepo-Jaramillo R, Thenappan T, et al. Inhaled Treprostinil in Pulmonary Hypertension Due to Interstitial Lung Disease. N Engl J Med 2021；**384**：325-334.

27）Nathan SD, Waxman A, Rajagopal S, et al. Inhaled treprostinil and forced vital capacity in patients with interstitial lung disease and associated pulmonary hypertension：a post-hoc analysis of the INCREASE study. Lancet Respir Med 2021；**9**：1266-1274.

28）Raghu G, Behr J, Brown KK, et al：ARTEMIS-IPF Investigators. Treatment of idiopathic pulmonary fibrosis with ambrisentan：a parallel, randomized trial. Ann Intern Med 2013；**158**：641-649.

29）Nathan SD, Behr J, Collard HR, et al：Riociguat for idiopathic interstitial pneumonia-associated pulmonary hypertension（RISE-IIP）：a randomised, placebo-controlled phase 2b study. Lancet Respir Med 2019；**7**：780-790.

30）Khor YH, Bissell B, Ghazipura M, et al. Antacid Medication and Antireflux Surgery in Patients with Idiopathic Pulmonary Fibrosis：A Systematic Review and Meta-Analysis. Ann Am Thorac Soc 2022；**19**：833-844

31）Raghu G, Remy-Jardin M, Richeldi L, et al：Idiopathic Pulmonary Fibrosis（an Update）and Progressive Pulmonary Fibrosis in Adults：An Official ATS/ERS/JRS/ALAT Clinical Practice Guideline. Am J Respir Crit Care Med 2022；**205**：e18-e47

32）Miyake Y, Sasaki S, Yokoyama T, et al：Occupational and environmental factors and idiopathic pulmonary fibrosis in Japan. Ann Occup Hyg 2005；**49**：259-265.

33）Kishaba T, Nagano H, Nei Y, et al：Clinical characteristics

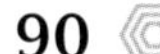

of idiopathic pulmonary fibrosis patients according to their smoking status. J Thorac Dis 2016；**8**：1112-1120.
34）Kärkkäinen M, Kettunen HP, Nurmi H, et al：Effect of smoking and comorbidities on survival in idiopathic pulmonary fibrosis. Respir Research 2017；**18**：160.
35）Kumar A, Cherian SV, Vassallo R, et al：Current Concepts in Pathogenesis, Diagnosis, and Management of Smoking-Related Interstitial Lung Diseases. Chest 2018；**154**：394-408.
36）Azadeh N, Limper AH, Carmona EM, et al：The role of infection in interstitial lung diseases. A Review. Chest 2017；**152**：842-852.
37）Raghu G, Collard HR, Egan JJ, et al：An official ATS/ERS/JRS/ALAT statement；idiopathic pulmonary fibrosis；evidence-based guidelines for diagnosis and management. Am J Respir Crit Care Med 2011；**183**：788-824.
38）Nishiyama O, Kondoh Y, et al：Effects of pulmonary rehabilitation in patients with idiopathic pulmonary fibrosis. Respirology 2008；**13**：394-9.
39）Ozalevli S, Karaali HK, Ilgin D, et al：Effect of home-based pulmonary rehabilitation in patients with idiopathic pulmonary fibrosis. Multidiscip Respir Med 2010；**5**：31-37
40）Kozu R, Jenkins S, Senjyu H：Effect of disability level on response to pulmonary rehabilitation in patients with idiopathic pulmonary fibrosis. Respirology 2011；**16**：1196-1202.
41）Swigris JJ, Fairclough DL, Morrison M, et al. Benefits of pulmonary rehabilitation in idiopathic pulmonary fibrosis. Respir Care 2011；**56**：783-789.
42）Kozu R, Senjyu H, Jenkins SC, et al. Differences in response to pulmonary rehabilitation in idiopathic pulmonary fibrosis and chronic obstructive pulmonary disease. Respiration 2011；**81**：196-205.
43）Rammaert B, Leroy S, Cavestri B, et al. Home-based pulmonary rehabilitation in idiopathic pulmonary fibrosis. Rev Mal Respir 2011；**28**：e52-57.
44）Jackson RM, Gómez-Marín OW, Ramos CF, et al. Exercise limitation in IPF patients：a randomized trial of pulmonary rehabilitation. Lung 2014；**192**：367-376.
45）Vainshelboim B, Oliveira J, Yehoshua L, et al. Exercise training-based pulmonary rehabilitation program is clinically beneficial for idiopathic pulmonary fibrosis. Respiration 2014；**88**：378-388.
46）Gaunaurd IA, Gómez-Marín OW, Ramos CF, et al. Physical activity and quality of life improvements of patients with idiopathic pulmonary fibrosis completing a pulmonary rehabilitation program. Respir Care 2014；**59**：1872-1879
47）Arizono S, Taniguchi H, Sakamoto K, et al. Endurance time is the most responsive exercise measurement in idiopathic pulmonary fibrosis. Respir Care 2014；**59**：1108-1115.
48）Vainshelboim B, Oliveira J, Fox BD, et al. Long-term effects of a 12-week exercise training program on clinical outcomes in idiopathic pulmonary fibrosis. Lung 2015；**193**：345-354.
49）Nishiyama O, Taniguchi H, Kondoh Y, et al. Quadriceps weakness is related to exercise capacity in idiopathic pulmonary fibrosis. Chest 2005；**127**：2028-2033.
50）Kozu R, Jenkins S, Senjyu H. Evaluation of activity limitation in patients with idiopathic pulmonary fibrosis grouped according to Medical Research Council dyspnea grade. Arch Phys Med Rehabil 2014；**95**：950-965.
51）du Bois RM. An earlier and more confident diagnosis of idiopathic pulmonary fibrosis. Eur Respir Rev 2012；**21**：141-146.
52）Tomioka H, Imanaka K, Hashimoto K, et al. Health-related quality of life in patients with idiopathic pulmonary fibrosis-cross-sectional and longitudinal study. Intern Med 2007；**46**：1533-1542.
53）Ryerson CJ, et al. Depression and functional status are strongly associated with dyspnea in interstitial lung disease. Chest 2011；**139**：609-616.
54）Matsuda T, Taniguchi H, Ando M, et al. Depression is significantly associated with the health status in patients with idiopathic pulmonary fibrosis. Intern Med 2017；**56**：1637-1644.
55）Alakhras M, Decker PA, Nadrous HF, et al. Body mass index and mortality in patients with idiopathic pulmonary fibrosis. Chest 2007；**131**：1448-53.
56）Nakatsuka Y, Handa T, Kokosi M, et al. The Clinical Significance of Body Weight Loss in Idiopathic Pulmonary Fibrosis Patients. Respiration 2018；**96**：338-347.
57）Suzuki Y, Aono Y, Kono M, et al. Cause of mortality and sarcopenia in patients with idiopathic pulmonary fibrosis receiving antifibrotic therapy. Respirology 2021；**26**：171-179.

第Ⅲ章

特発性肺線維症以外の
間質性肺疾患の治療

間質性肺疾患（ILDs）には200種類以上の疾患が含まれるが，2022年に発表された「Idiopathic Pulmonary Fibrosis（IPF）（an Update）and Progressive Pulmonary Fibrosis（PPF）in Adults, An Official ATS/ERS/JRS/ALAT Clinical Practice Guideline」（IPF/PPF 2022）では，IPF以外のILDsを「特発性間質性肺炎（IIPs）」，「自己免疫性ILDs」，「曝露関連ILDs」，「嚢胞および／あるいは気腔充満を伴うILDs」，「サルコイドーシス」に分類している[1]．本項では，IPF以外のILDs治療の総論を紹介し，IPFを除く「IIPs」，全身性強皮症（SSc），多発性筋炎/皮膚筋炎（PM/DM），関節リウマチ（RA），そして過敏性肺炎の治療について概説する．

なお，IPF以外のILDs治療の詳細については，すでに刊行されている『特発性間質性肺炎 診断と治療の手引き2022（改訂第4版）』[2]，『膠原病に伴う間質性肺疾患 診断・治療指針2020』[3]および『過敏性肺炎診療指針2022』[4]を参照いただきたい．

IPF以外の間質性肺疾患治療の基本：進行性線維化を伴う間質性肺疾患（progressive fibrosing interstitial lung disease：PF-ILD）と進行性肺線維症（progressive pulmonary fibrosis：PPF），急性増悪

2019年，「進行性線維化を伴う間質性肺疾患（PF-ILD）」に対するINBUILD試験の結果が発表され[5]，「PF-ILD」の概念が広く知られるようになった．標準的治療（管理）を行ったにもかかわらず進行性の基準を満たしたIPF以外のPF-ILDではIPFに準じて線維化が進行し，ニンテダニブが有効であることが証明された．その結果，ニンテダニブは，「PF-ILD」あるいは「進行性フェノタイプを示す慢性線維化性ILDs（chronic fibrosing ILDs with a progressive phenotype）（欧米など）の治療薬として承認された．進行性の概念を巡り，用語の呼称，定義について，ピルフェニドンによる効果など議論がされていたが，2022年ATS/ERS/JRS/ALATからIPF/PPF 2022が出版されPPFが紹介された[1]．

PF-ILDの治療は，個々のILDの標準的治療管理を行っても線維化が進行する場合，抗線維化薬治療を検討する（**図1**）[6]．IPF/PPF 2022では，PPFの治療として，ピルフェニドン治療について，PPFを呈するIPF以外のILD治療全般および個々の疾患について，効果と安全性に関するさらなる研究が推奨された．ニンテダニブについて，PPFを呈するIPF以外の線維化性ILDに対して標準的な管理に失敗した場合にニンテダニブが提案された（conditional recommendation, low quality evidence）．PPFを呈するIPF以外のILDs個々の疾患についてニンテダニブの効果と安全性について研究が推奨された[1]．なお，ガイドライン委員会は以下の4点を強調した．

・PPFはIPFを含まないこと，
・PPFは背景の状態であり診断名ではないこと，
・PPFの基準は単独の試験ではなく複数の試験を参考にしていること，
・PPFの基準は予後に関係しており抗線維化薬治療の患者の同定に適しているか不明であること[1]．

IPFでは慢性経過中に両側肺野に新たな浸潤影の出現とともに急速な呼吸不全の進行がみられることがあり，急性増悪と呼ばれ年間5～15％程度に認められ予後不良である[2]．IPF以外の慢性線維化性間質性肺疾患でも急性増悪が認められるが，明確な診断基準は定まっていない．IPFの急性増悪の基準に準じて診断治療を行うが，本ガイドラインの該当ページを参照されたい[2,7]．

IPFを除くIIPsの治療

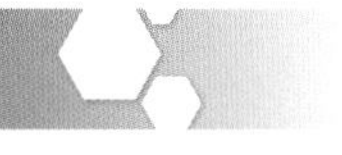

IPFを除くIIPsの治療について，『特発性間質性肺炎 診断と治療の手引き2022（改訂第4版）』に準じて説明する[2]．

1．特発性非特異性間質性肺炎（iNSIP）

iNSIPはIPFとともに慢性線維化性特発性間質性肺炎のカテゴリーに分類される[8]．

現時点でiNSIPの治療に関する質の高いエビデンスはない．一般にステロイドが有効であることが多く予後はIPFと比較して良好と考えられている．実地臨

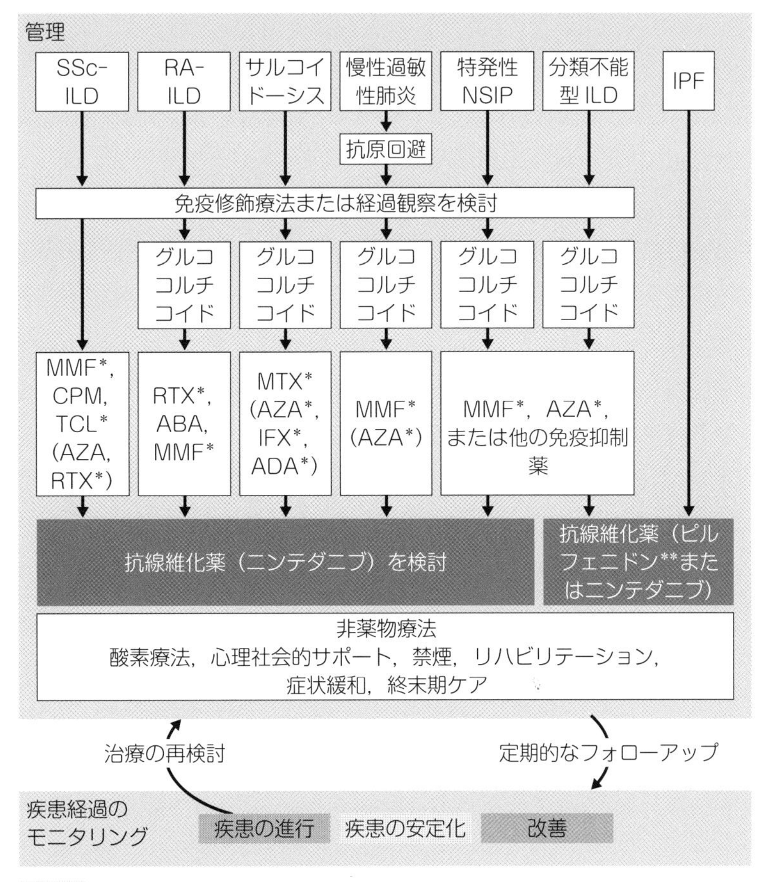

図1 肺線維症の治療アルゴリズム

*：本邦未承認
**：本邦 IPF 承認，その他は未承認
SSc-ILD：全身性強皮症に伴う間質性肺疾患，RA-ILD：関節リウマチに伴う間質性肺疾患，NSIP：非特異性間質性肺炎，ILD：間質性肺疾患，IPD：特発性肺線維症，MMF：ミコフェノール酸モフェチル，CPM：シクロホスファミド，TCL：トシリズマブ，AZA：アザチオプリン，RTX：リツキシマブ，ABA：アバタセプト，MTX：メトトレキサート，IFX：インフリキシマブ，ADA：アダリムマブ
（Wijsenbeek M, Cottin V：N Engl J Med 2020；383：958-968[6] を参考に作成）

床では cellular NSIP と fibrotic NSIP を区別して治療を行うことが多い[2]．cellular NSIP はステロイド単独療法に反応性も良好で予後は良好であり，ステロイド単独治療（プレドニゾロン 0.5～1 mg/kg/日を初期量とし治療反応性を評価しつつ 2～4 週ごとに 5 mg ずつ減量する）が選択されることが多いが，ステロイドの早期減量目的で免疫抑制薬を併用する場合もある．併用する免疫抑制薬は以下の 4 剤のうちいずれかを用いる．

・シクロスポリン 2～3 mg/kg/日，
・アザチオプリン 2～3 mg/kg/日，
・シクロホスファミド 1～2 mg/kg/日，点滴静注の場合は 1 回 500～1000 mg/m^2 を 4 週間ごと，または 1 回 500 mg を 2 週ごとに 6 回，
・タクロリムス 0.05～0.075 mg/kg/日．

※4 剤とも保険適用外．

fibrotic NSIP はステロイド単独で治療される場合もあるが，ステロイドと免疫抑制薬の併用（cellular NSIP の併用と同じ），抗線維化薬（ニンテダニブ 200 または 300 mg/日．PF-ILD の基準を満たす場合にのみ保険適用あり）の併用が考慮される[2,5,9]．

2. 特発性器質化肺炎（COP）

急性亜急性特発性間質性肺炎のカテゴリーに分類さ

れる[8]．

自然軽快例はあるがまれであり，多くはステロイド治療が必要となる．数週から3ヵ月以内に80%以上の症例が改善するがしばしば再燃する．なかには治療にもかかわらず線維化が進行し，fibrotic NSIP パターンを呈する場合もある．治療の内容（投与量，期間）に十分なエビデンスがないが，プレドニゾロン 0.5〜1.0 mg/kg/日を4〜8週投与の後2〜4週ごとに5 mg ずつ減量する．ステロイド減量中，中止後30〜40%に再燃を認める．ステロイドの反応が不十分な症例で免疫抑制薬の併用が行われることがある．PF-ILD の基準を満たす場合は抗線維化薬（ニンテダニブ）が用いられることがある[2,5]．

3. 急性間質性肺炎（AIP）

急性亜急性特発性間質性肺炎のカテゴリーに分類される[8]．

AIP の治療は確立したものはない．酸素療法や ARDS に準じた人工呼吸管理（低容量換気）が行われる．ステロイド，免疫抑制薬治療のエビデンスは少ないが，IPF の急性増悪の治療に準じて治療を行う[2]．

4. 剝離性間質性肺炎（DIP）

喫煙関連特発性間質性肺炎のカテゴリーに分類される[8]．IPF/PPF 2022 では委員会のコンセンサスとして IIPs に分類され「特発性 DIP」と記載されているが，DIP は歴史的病名であり今後の議論が必要である[1,8]．

治療は禁煙とステロイドで改善し10年後も70%が生存し予後良好であるが，一部症例で線維化が進行し予後不良例の報告がある[2,10]．

5. 呼吸細気管支炎を伴う間質性肺疾患（RB-ILD）

2013年の国際分類では喫煙関連特発性間質性肺炎のカテゴリーに分類される[8]．IPF/PPF 2022 では委員会のコンセンサスとして IIP ではなく曝露関連 ILD に分類されているが今後の議論が必要と思われる．治療はまず禁煙である．重症例，禁煙を行っても増悪する場合はステロイドも考慮される．予後は良好である[2]．

6. 特発性リンパ球性間質性肺炎（iLIP）

リンパ球性間質性肺炎はリンパ増殖性疾患，膠原病などで認められることが多いが，特発性の場合，まれな IIPs 疾患に分類される[8]．報告は少なく治療は経験的なものであり予後も断定的なことはいえない．一般的にはステロイドが用いられるが免疫抑制薬も用いられる．治療反応性，予後は様々である[2]．

7. 特発性 pleuroparenchymal fibroelastosis（iPPFE）

まれな特発性間質性肺炎のカテゴリーに分類されるが，かならずしもまれではない[8,11]．安定期には無治療で経過観察することが多いが予後不良である．気胸を発症することが多くステロイドや免疫抑制薬の投与は一般的に推奨されない．抗線維化薬の効果は限定的であり今後の検討が必要である[12,13]．

8. 分類不能型特発性間質性肺炎

不均一な疾患であり，疾患挙動をみながらステロイドや免疫抑制薬，抗線維化薬が投与される[2,8]．

膠原病に伴う間質性肺疾患(CTD-ILD)の治療

膠原病では疾患を問わず呼吸器疾患の頻度が高く，なかでも ILD は重要な予後因子であり，難治性病態として克服すべき課題である．各膠原病には疾患に特徴的な ILD のパターンが存在し，また，急性の経過で発症し呼吸不全が進行するものから，慢性の経過で緩徐に発症してくるものなど，様々である．この難治性病態に対し，日本呼吸器学会・日本リウマチ学会合同で，膠原病に伴う間質性肺疾患（CTD-ILD）に特化した診断・治療指針が発表された[3]．この指針では，IIPs で提唱された疾患の挙動（disease behavior）に基づいた病型分類を，多彩な臨床経過を示す CTD-ILD に対しても採用している．5つの分類が提唱され，急性・亜急性の発症様式を呈する2つでは，可逆性の高いOPと，皮膚筋炎（DM）などにみられるNSIPとOPの混在したパターンに分け，これらはステロイドを含めた免疫抑制療法による改善，寛解を治療目標としている．一方，慢性型で線維化が主体の病変では可逆性は乏しく，進行の程度により3つに分けて，状態の維持，安定化，進行遅延の治療目標を掲げている．CTD-ILDにおいても，PF-ILDに該当する場合には，抗線維化薬ニンテダニブの投与を考慮する．現在，生物学的製剤など免疫関連分子に対する分子標的療法，抗線維化療法などの臨床試験が行われており，これらの結果によって，今後，この治療目標が変わる可能性がある．以下，代表的なCTD-ILDとして，全身性強皮症（SSc），関節リウマチ（RA），多発性筋炎/皮膚筋炎（PM/DM）に伴うILDに対する治療を取り上げる．

1. 全身性強皮症に伴う間質性肺疾患（SSc-ILD）

SSc-ILDでは，治療に関する高いエビデンスが集積されてきており，これらに基づき，『膠原病に伴う間質性肺疾患 診断・治療指針』[3]では，治療アルゴリズムを提案している．SScと診断されれば呼吸器症状の有無にかかわらず全例で胸部HRCTによるILDの評価を行う．ILDがあれば，長期のアウトカム予測に有用なFVCとHRCTの組み合わせによるlimited disease，extensive diseaseに分類する[14]．HRCTで病変の広がりが20％以上，あるいは判断困難な場合には％FVCが70％未満であれば，extensive diseaseとし，高度呼吸機能低下がない場合，ファーストライン治療薬として①経口シクロホスファミド（cyclophosphamide：POCY）［シクロホスファミド間歇静注（intravenous CY pulse therapy：IVCY）も可］投与後にアザチオプリン（azathioprine：AZA）またはミコフェノール酸モフェチル（mycophenolate mofetil：MMF）で維持療法，②MMF，③ニンテダニブを単独，あるいはPOCY/IVCYまたはMMFをニンテダニブに組み合わせる（POCY/IVCYとMMFの併用は骨髄抑制や過度の免疫抑制をきたすリスクが想定されるために使用経験がなく原則不可）．上記いずれかで治療後，さらにILD進展が見られた場合は，他のファーストライン治療薬へのスイッチまたは併用を行う．④トシリズマブ（TCZ）は早期，軽症ILDでのエビデンスがある[15]．extensive diseaseで，高度呼吸機能低下群では60歳未満では肺移植を考慮する．limited diseaseであっても，**図1**に示すILD進展リスク因子を有する群では治療介入を考慮する．limited diseaseのILD進展予測低リスク群では6〜12ヵ月ごとの病勢評価を行い，進行性が確認されたら高リスクと判断して治療を開始する．いずれの場合にも，ファーストライン治療薬でもILD進行が抑制できない場合，自己末梢血幹細胞移植（auto-PBCST）またはリツキシマブ（rituximab：RTX）[16]を考慮する．

高度呼吸機能低下例では病変の可逆性は乏しく，免疫抑制作用を有する薬剤の使用はかえって感染リスクを高めて死亡リスクを高める懸念から，リスク・ベネフィットの観点で薬剤治療を推奨すべきでないとされてきた．作用機序から免疫抑制作用がないと想定されているニンテダニブについては高度呼吸機能低下病変に対し，また移植適応例のブリッジングとしてベネフィットが得られる可能性があるが，現時点ではエビデンスはない．

2. 多発性筋炎/皮膚筋炎（PM/DM）に伴う間質性肺疾患

PM/DM-ILDの治療に際して留意すべき点は，急速進行性の経過を示す予後不良な一群の存在を常に念頭に置き，治療介入のタイミングを逸さないことである．『膠原病に伴う間質性肺疾患 診断・治療指針』[3]では，この点を考慮した治療アルゴリズムを提案している．まず，診断時の臨床経過・画像所見からILDが急性/亜急性型，慢性型のいずれかを判断する．急性/亜急性型では，予後不良因子である抗MDA5抗体の陽性の有無で治療を層別化するが，急速進行性ILD（初発症状から4週間以内に日単位の急速な呼吸状態の悪化と胸部陰影の増悪を認める）は，しばしば抗MDA5抗体陽性DM/臨床的無筋症DM（CADM）に合併し極めて予後不良であるため，自己抗体検査の結果を待たずにステロイドパルス療法を含む強力な免疫抑制治療を開始する．抗 MDA5 抗体陽性の場合には，原則，副腎皮質ステロイド（CS）＋カルシニューリン阻害薬（calcineurin inhibitor：CNI）＋IVCY による三者併用療法を考慮する．この三者併用療法を実施しても改善が得られない場合には MMF，リツキシマブ，トファチニブ（tofacitinib：XEL）[17]，免疫グロブリン大量静注療法（intravenous immunoglobulin therapy：IVIG），血漿交換，ポリミキシン B 固定化カラムによる直接血液灌流法（polymyxin B immobilized fiber column direct hemoperfusion：PMX-DHP）などの治療を考慮する．慢性型の PM/DM-ILD では，CS 単剤あるいは CS＋CNI 併用が選択されるが，抗 ARS 抗体陽性症例は CS 単剤では減量中に再燃をきたすことが多く，原則，タクロリムス（tacrolimus：TAC）をはじめとした CNI を併用する．なお，抗 ARS 抗体陽性 ILD の維持療法において CNI 中断は再燃のリスクを高めることが報告されている[18]．

3. 関節リウマチ（RA）に伴う間質性肺疾患

RA-ILD は急性から慢性の様々な発症様式を呈し，また組織学的にも UIP，NSIP，OP，DAD，分類不能など多彩であり，治療に関する統一された指針はない．『膠原病に伴う間質性肺疾患 診断・治療指針』[3] においても治療アルゴリズムの提案はないが，以下のような見解が示されている[19]．

IPF/UIP ではステロイドや免疫抑制薬などは原則的に投与しないが，RA-UIP においては，ステロイド治療も考慮される．これは，UIP を主体としていても NSIP も一部混在する本来分類不能型とされる病態を想定している．ステロイド投与量はプレドニゾロン（PSL）10〜40 mg/日，免疫抑制薬としてタクロリムスやシクロスポリン，アザチオプリンなどを使用する．効果判定を早期に行い，漫然とした長期投与は避けるべきである．RA-NSIP の治療に関して，cellular NSIP であればステロイド単剤で有効例が多いが，fibrotic NSIP ではステロイドに初期治療反応性が良好であっても，しばしば再増悪をきたすことがあり免疫抑制薬を初期から併用する．両者の区別が困難な場合も多いため，治療反応性とその後の経過を加えて判断する．急性・亜急性型の RA-OP では，PSL 0.5 mg/kg/日を 2〜4 週投与し漸減するが，特発性 OP と比較し再燃する場合が多い．

RA-ILD の治療においては，RA 関節炎の活動性が ILD の発症，進行に関連する点[18] を考慮し，これをしっかり抑えることが重要である．

RA 関節炎の活動性が高い RA-ILD では，RA に対する疾患修飾性 RA 治療薬（disease-modifying anti-rheumatic drugs：DMARDs）を第一とする．ただし，薬剤性肺障害の危険・頻度の高いレフルノミドの使用は控えるべきであり[20]，また，呼吸機能が不良，高齢（60 歳以上），低アルブミン血症，糖尿病などの危険因子を持つ場合はメトトレキサート（methotrexate：MTX）も薬剤性肺障害の危険が高く避けたほうがよい[21, 22]．生物学的製剤に関しては，最近，アバタセプト，トシリズマブ，リツキサンの投与が呼吸機能の安定化に関連するとの報告もなされている[23]．なお，RA-UIP では肺感染症のリスクが高いことにも注意する．

RA 関節炎の活動性が低く，PF-ILD に該当する場合であっても，ILD が炎症性病態主体であるか線維化性病態主体であるかを，画像，BAL，組織所見などから評価し，前者であれば，高用量のステロイド治療を含む抗炎症治療を優先し，後者であれば抗線維化薬（ニンテダニブ）を優先する[24, 25]．

RA-ILD では，特に急性増悪に注意する必要がある[26, 27]．RA-ILD の急性増悪を考える場合，心不全の除外に加え，感染症（ニューモシスチス肺炎（PCP）やサイトメガロウイルス肺炎，粟粒結核による急性呼吸促迫症候群）や薬剤性肺障害（特にメトトレキサートや生物学的製剤など）との鑑別が重要である．重症例では感染症や薬剤性肺障害との迅速な鑑別は困難であり，鑑別作業と治療を同時に進める．薬剤性肺障害を考えうる被疑薬を中止し，PCP の可能性が否定されるまで，ST 合剤の治療量での投与を行いながら，IPF の急性増悪の治療に準じ，ステロイドパルス療法を行う．

過敏性肺炎の治療

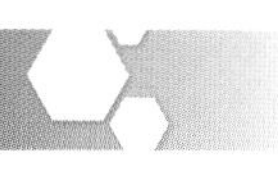

非線維性および線維性過敏性肺炎の治療の基本は抗原回避である．薬物治療は非線維性と線維性に分けて治療を検討する．

1. 抗原回避

原因抗原が明らかになった症例では予後が改善することが示されている[28]．鳥関連慢性過敏性肺炎において，環境中鳥抗原量が少ないほど急性増悪の発症が少なく予後が良好であることが分かっている[4,29]．

①鳥関連過敏性肺炎

鳥飼育を中止する．環境整備を行ったあとも鳥抗原が高いレベルで18ヵ月間残存したという報告があるので[30]，鳥小屋の撤去と清掃も必要，場合によって転居も考慮する．羽毛布団やダウンジャケットなどの羽毛製品は破棄する．自宅に保管し悪化する場合もあるので完全に破棄する[31]．鶏糞肥料を使用している場合には中止し倉庫などに保管せず廃棄する．他にも，近隣における鳥小屋や鳥の巣，鳥に餌付けする習慣，散歩コースにおける鳥の集まる場所，庭やベランダへの鳥の飛来などについても確認し環境の改善に努める．

②夏型過敏性肺炎

基本的には転居を勧める．困難な場合は，住居関連過敏性肺炎と同様にリフォームを行う．防カビ剤もしくはアルコールなどで真菌の除去を試みたなどの報告もある．環境改善が不十分であった場合の翌夏の再発率は40％とされている[32]．慢性夏型過敏性肺炎10例の報告では，診断後も抗原曝露が持続した4例は，修繕やリフォーム，転居など環境改善を行った6例よりも予後が悪く，また1年間での肺活量の低下も顕著であった[33]

③加湿器肺

加湿器内で増殖した微生物が原因抗原であるため[34]，加湿器使用を中止，廃棄する．加湿器の加湿方式は加熱式，気化式，超音波式があるが，特に超音波式の加湿器は内部で細菌や真菌が増殖しやすいため，発症リスクが高いといわれている．ただし，気化式などでも1週間程度で加湿器トレー内の微生物の繁殖がみられる[35]，水を継ぎ足しながらの使用は避け，週1回以上の洗浄・乾燥を行う．

2. 薬物治療[4)]

非線維性過敏性肺炎は予後良好であるが，線維性過敏性肺炎では抗原回避や従来の薬物療法を行っても進行し予後不良な群があり，線維化所見が予後に大きく影響を与える[36]．非線維性では抗原回避で改善するが，呼吸不全を伴う症例では短期間（1ヵ月程度）ステロイドを使用する．線維性では抗原回避により改善・進行抑制するが，完全な抗原回避ができない場合や，原因抗原が特定できない場合などで進行する症例ではステロイド・免疫抑制薬の追加治療を検討する．線維性過敏性肺炎とIPFとは，共通の臨床像，biopathologyを有することが明らかになってきており，進行性線維化の病態を呈する場合には，抗線維化薬が治療選択肢として加わった[1,5,6]（**図1**）．

①ステロイド

経験的な治療として徹底的な抗原回避を行ったうえで進行する症例に対してはステロイドが治療の第一選択とされている．プレドニゾロン0.5 mg/kg体重/日で開始し徐々に減量する方法が用いられることが多いがエビデンスは乏しい[37]．線維性過敏性肺炎全体ではステロイド導入後に努力肺活量の改善が得られないが，BAL液のリンパ球分画が20％以上，蜂巣肺のない症例，画像上線維化所見の少ない症例では，一定期間有効である[38,39]．

②免疫抑制薬

慢性過敏性肺炎の進行例では以前より経験的にプレドニゾロンに加えて免疫抑制薬が使用されてきた．近年後方視的研究ではあるが，ミコフェノール酸モフェチルもしくはアザチオプリンの使用が慢性過敏性肺炎の管理においてDLcoの低下抑制やステロイドの減量に有用であるとの報告がある[40]．本邦においては，保険適用外でタクロリムスやシクロスポリンが使用されることが多い．

③抗線維化薬

2019年INBUILD試験においてIPF以外のPF-ILDを対象にニンテダニブが呼吸機能低下を抑制すること

が発表された[5]．過敏性肺炎は試験全体の 26%の患者を占め，UIP を伴う過敏性肺炎はその半数程度であった[41]．ステロイドや免疫抑制薬の効果は線維化が強い症例や UIP を伴う線維性過敏性肺炎では限定的であるので，これらの症例では抗線維化薬の導入を検討する[1,5,6]．

《文献》

1）Raghu G, Remy-Jardin M, Richeldi L, et al：Idiopathic Pulmonary Fibrosis（an Update）and Progressive Pulmonary Fibrosis in Adults：An Official ATS/ERS/JRS/ALAT Clinical Practice Guideline. Am J Respir Crit Care Med 2022；**205**：e18-e47.
2）日本呼吸器学会びまん性肺疾患診断・治療ガイドライン作成委員会（編）：特発性間質性肺炎 診断と治療の手引き 2022，第 4 版，南江堂，東京，2022.
3）日本呼吸器学会・日本リウマチ学会合同 膠原病に伴う間質性肺疾患 診断・治療指針 2020 作成委員会（編）：膠原病に伴う間質性肺疾患 診断・治療指針 2020，メディカルレビュー社，東京，2020
4）日本呼吸器学会 過敏性肺炎診療指針 2022 作成委員会（編）：過敏性肺炎診療指針 2022，克誠堂出版，東京，2022.
5）Flaherty KR, Wells AU, Cottin V, et al；INBUILD Trial Investigators：Nintedanib in progressive fibrosing interstitial lung diseases. N Engl J Med 2019；**381**：1718-1727.
6）Wijsenbeek M, Cottin V：Spectrum of Fibrotic Lung Diseases. N Engl J Med 2020；**383**：958-968.
7）Arai T, Tachibana K, Sugimoto C, et al：High-dose prednisolone after intravenous methylprednisolone improves prognosis of acute exacerbation in idiopathic interstitial pneumonias. Respirology 2017；**22**：1363-1370.
8）Travis WD, Costabel U, Hansell DM, et al；An official American Thoracic Society/European Respiratory Society statement：Update of the international multidisciplinary classification of the idiopathic interstitial pneumonias. Am J Respir Crit Care Med 2013；**188**：733-748.
9）Kondoh Y, Taniguchi H, Yokoi T, et al：Cyclophosphamide and low-dose prednisolone in idiopathic pulmonary fibrosis and fibrosing nonspecific interstitial pneumonia. Eur Respir J 2005；**25**：528-533.
10）Arai T, Inoue Y, Hayashi S, et al：Intractable desquamative interstitial pneumonia in a tattooed man. Intern Med 2006；**45**：1055-1058.
11）Nakatani T, Arai T, Kitaichi M, et al：Pleuroparenchymal fibroelastosis from a consecutive database：a rare disease entity? Eur Respir J 2015；**45**：1183-1186.
12）Sugino K, Ono H, Shimizu H, et al：Treatment with antifibrotic agents in idiopathic pleuroparenchymal fibroelastosis with usual interstitial pneumonia. ERJ Open Res 2021；**7**：00196-2020.
13）Nasser M, Si-Mohamed S, Turquier S, et al：Nintedanib in idiopathic and secondary pleuroparenchymal fibroelastosis. Orphanet J Rare Dis 2021；**16**：419.
14）Goh NS, Desai SR, Veeraraghavan S, et al：Interstitial lung disease in systemic sclerosis：a simple staging system. Am J Respir Crit Care Med 2008；**177**：1248-1254.
15）Khanna D, Lin CJF, Furst DE, et al：Tocilizumab in systemic sclerosis：a randomised, double-blind, placebo-controlled, phase 3 trial. Lancet Respir Med 2020；**8**：963-974.
16）Goswami RP, Ray A, Chatterjee M, et al：Rituximab in the treatment of systemic sclerosis-related interstitial lung disease：a systematic review and meta-analysis. Rheumatology（Oxford）2021；**60**：557-567.
17）Takanashi S, Kaneko Y, Takeuchi T：Tofacitinib in interstitial lung disease complicated with anti-MDA5 antibody-positive dermatomyositis：A literature review. Mod Rheumatol 2022；**32**：231-237.
18）Takei R, Yamano Y, Kataoka K, et al：Predictive factors for the recurrence of anti-aminoacyl-tRNA synthetase antibody-associated interstitial lung disease. Respir Investig 2020；**58**：83-90.
19）Sparks JA, He X, Huang J, et al：Rheumatoid arthritis disease activity predicting incident clinically apparent rheumatoid arthritis-associated interstitial lung disease：a prospective cohort study. Arthritis Rheumatol 2019；**71**：1472-1482.
20）Raj R, Nugent K：Leflunomide-induced interstitial lung disease（a systematic review）. Sarcoidosis Vasc Diffuse Lung Dis 2013；**30**：167-176.
21）Alarcón GS, Kremer JM, Macaluso M, et al：Risk factors for methotrexate-induced lung injury in patients with rheumatoid arthritis. A multicenter, case-control study. Methotrexate-Lung Study Group. Ann Intern Med 1997；**127**：356-364.
22）日本リウマチ学会 MTX 診療ガイドライン策定小委員会（編）：関節リウマチ治療におけるメトトレキサート（MTX）診療ガイドライン（2016 年度改定版），羊土社，東京，2016.
23）Mena-Vázquez N, Rojas-Gimenez M, Romero-Barco CM, et al：Predictors of progression and mortality in patients with prevalent rheumatoid arthritis and interstitial lung disease：A prospective cohort study. J Clin Med 2021；**10**：874.
24）Cassone G, Manfredi A, Vacchi C, et al：Treatment of Rheumatoid Arthritis-Associated Interstitial Lung Disease：Lights and Shadows. J Clin Med 2020；**9**：1082.
25）Yamakawa H, Ogura T, Kameda H, et al：Decision-making strategy for the treatment of rheumatoid arthritis-associated interstitial lung disease（RA-ILD）. J Clin Med 2021；**10**：3806.
26）Hozumi H, Nakamura Y, Johkoh T, et al：Acute exacerbation in rheumatoid arthritis-associated interstitial lung disease：a retrospective case control study. BMJ Open 2013；**3**：e003132.
27）Suda T, Kaida Y, Nakamura Y, et al：Acute exacerbation of interstitial pneumonia associated with collagen vascular diseases. Respir Med 2009；**103**：846-853.
28）Fernández Pérez ER, Swigris JJ, Forssén AV, et al：Identifying an inciting antigen is associated with improved survival in patients with chronic hypersensitivity pneumonitis. Chest 2013；**144**：1644-1651.
29）Tsutsui T, Miyazaki Y, Kuramochi J, et al：The amount of

avian antigen in household dust predicts the prognosis of chronic bird-related hypersensitivity pneumonitis. Ann Am Thorac Soc 2015；**12**：1013-1021.

30）Craig TJ, Hershey J, Engler RJ, et al：Bird antigen persistence in the home environment after removal of the bird. Ann Allergy 1992；**69**：510-512.

31）鵜浦康司，富島裕，安井牧人，ほか：羽毛布団使用中止のみでは増悪し破棄することで軽快した慢性羽毛ふとん肺の1例．日内会誌 2007；**96**：344-346.

32）Ando M, Arima K, Yoneda R, et al：Japanese summer-type hypersensitivity pneumonitis. Geographic distribution, home environment, and clinical characteristics of 621 cases. Am Rev Respir Dis 1991；**144**：765-769.

33）Inase N, Ohtani Y, Usui Y, et al：Chronic summer-type hypersensitivity pneumonitis：clinical similarities to idiopathic pulmonary fibrosis. Sarcoidosis Vasc Diffuse Lung Dis 2007；**24**：141-147.

34）Suda T, Sato A, Ida M, et al：Hypersensitivity pneumonitis associated with home ultrasonic humidifiers. Chest 1995；**107**：711-717.

35）大西　康，河村　哲，田中　博，ほか：家庭用加湿器の貯留水と吹出気における微生物の検討．サルコイドーシス 2019；**39**：65-71.

36）Salisbury ML, Gu T, Murray S, et al：Hypersensitivity Pneumonitis：Radiologic Phenotypes Are Associated With Distinct Survival Time and Pulmonary Function Trajectory. Chest 2019；**155**：699-711.

37）Kokkarinen JI, Tukiainen HO, Terho EO：Effect of corticosteroid treatment on the recovery of pulmonary function in farmer's lung. Am Rev Respir Dis 1992；**145**：3-5.

38）De Sadeleer LJ, Hermans F, De Dycker E, et al：Impact of BAL lymphocytosis and presence of honeycombing on corticosteroid treatment effect in fibrotic hypersensitivity pneumonitis：a retrospective cohort study. Eur Respir J 2020；**55**：1901983

39）Ejima M, Okamoto T, Suzuki T, et al. Efficacy of treatment with corticosteroids for fibrotic hypersensitivity pneumonitis：a propensity score-matched cohort analysis. BMC Pulm Med 2021；**21**：243.

40）Morisset J, Johannson KA, Vittinghoff E, et al Use of Mycophenolate Mofetil or Azathioprine for the Management of Chronic Hypersensitivity Pneumonitis. Chest 2017；**151**：619-625.

41）Wells AU, Flaherty KR, Brown KK, et al：Nintedanib in patients with progressive fibrosing interstitial lung disease-subgroup analyses by interstitial lung disease diagnosis, in the INBUILD trial：a randomised, double-blind, placebo-controlled, parallel-group trial. Lancet Respir Med 2020；**8**：453-460.

第Ⅳ章

患者さん・ご家族および一般診療医の皆さまへ

間質性肺炎は，様々な原因から肺間質に炎症や線維化が起こり，肺胞壁が厚く硬くなり，ガス交換がうまくできなくなる病気です．線維化が進んで肺が硬く縮むと，蜂巣肺といわれる穴（嚢胞）ができ，胸部CTで確認できます．特徴的な症状としては，安静時には感じない呼吸困難を，坂道や階段，平地歩行中や入浴・排便などの日常生活の動作の中で感じるようになります（労作時呼吸困難）．また，痰を伴わない空咳（乾性咳嗽）で悩まされることもあります．長年かけて次第に進行してくるので自覚症状が出るころには病状が進行していることもあります．また，風邪様症状のあと，急激に呼吸困難が出現し医療機関を救急受診することもあり，「急性増悪（きゅうせいぞうあく）」と呼ばれています．

原因と危険因子

間質性肺炎の原因は，関節リウマチや多発性筋炎/皮膚筋炎などの膠原病（自己免疫疾患），仕事や日常生活での粉塵（ほこり）やカビ・鳥の糞・羽毛などの慢性的な吸入（じん肺や慢性過敏性肺炎），病院で処方される薬剤・漢方薬・サプリメントなどの健康食品（薬剤性肺炎），特殊な感染症など様々あることが知られていますが，原因を特定できない間質性肺炎は「特発性間質性肺炎」と診断されます．特発性間質性肺炎は主要な特発性間質性肺炎・まれな特発性間質性肺炎（2つ）・分類不能型特発性間質性肺炎の3つに分類され，主要な特発性間質性肺炎は病態の異なる6つの疾患に分類されますが，頻度からすると「特発性肺線維症」「特発性非特異性間質性肺炎」「特発性器質化肺炎」の3つの疾患のいずれかに診断されることがほとんどです．

特発性間質性肺炎は原因不明の疾患であり，明確な粉塵曝露による間質性肺炎は特発性間質性肺炎から除外されますが，原因とはいえないにしても，関連がある場合には「危険因子」と捉えられます．特発性肺線維症は，50歳以上で労作時呼吸困難などの自覚症状を認めることが多く，喫煙男性に多い傾向があります．喫煙が必ずしも特発性肺線維症をきたすわけではないことから，喫煙は特発性肺線維症の「危険因子」であると考えられています．特発性肺線維症の「危険因子」として他には，胃食道逆流の可能性も考えられています．

診断と治療

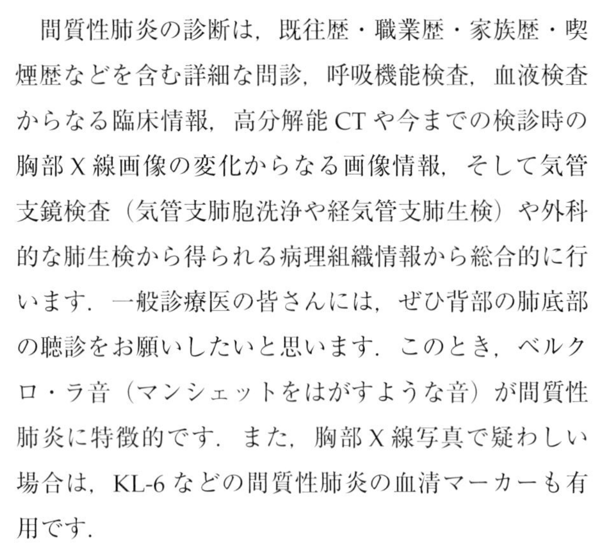

間質性肺炎の診断は，既往歴・職業歴・家族歴・喫煙歴などを含む詳細な問診，呼吸機能検査，血液検査からなる臨床情報，高分解能CTや今までの検診時の胸部X線画像の変化からなる画像情報，そして気管支鏡検査（気管支肺胞洗浄や経気管支肺生検）や外科的な肺生検から得られる病理組織情報から総合的に行います．一般診療医の皆さんには，ぜひ背部の肺底部の聴診をお願いしたいと思います．このとき，ベルクロ・ラ音（マンシェットをはがすような音）が間質性肺炎に特徴的です．また，胸部X線写真で疑わしい場合は，KL-6などの間質性肺炎の血清マーカーも有用です．

特発性間質性肺炎の治療法は，各疾患で異なります．特発性肺線維症以外の場合，喫煙者ではまず禁煙を開始し，多くの場合ステロイドを中心とした抗炎症・免疫抑制療法が行われます．近年，ステロイド治療や免疫抑制薬などの抗炎症薬を使用しても，進行性に線維化が悪化する方に対して，ニンテダニブという抗線維化薬が使用可能となりました．特発性肺線維症の場合，息切れなどの自覚症状がほとんどない患者さんは，喫煙者であればすぐ禁煙し，病態進行の程度を数ヵ月観察します．病態の進行程度（臨床経過）を主治医が理解するためには，それまでの数年間にわたる検診や医療機関で撮影された胸部X線なども重要な情報となります．胸部画像や呼吸機能，6分間歩行試験などの検査結果を総合的に判断し，病気の進行を認めるようであれば，病勢に応じて段階的な治療を行います（詳細は別項）．

最近では抗線維化薬（ピルフェニドン・ニンテダニブ）が治療の中心的な役割を果たしています．これまでに行われた臨床試験の結果から，疾患の進行の抑制効果（経時的な肺活量低下の抑制や増悪する患者さんの比率の抑制）が報告されています．しかし，完全に治癒させる効果はなく，また各薬剤にはそれぞれ特有の副作用があるため，内服薬については主治医の先生とよく相談されることを勧めます．病気が進行し体内に酸素を十分取り込めない場合には，日常生活で酸素を吸入する治療法（在宅酸素療法）が行われ，必要であれば呼吸リハビリテーションも行われます．さらに肺病変の影響で心臓の負担が増加している場合（肺高血圧）にはその治療も併せて行うこともあります．また，呼吸機能の改善が期待できず，適応基準を満たす場合には肺移植が検討されます．

現時点では，特発性肺線維症はまだまだ難治性であり，治療が困難な状況ですが，新たな治療薬が近年数多く開発されてきています．呼吸機能の維持には感染症予防も重要です．感染症などを契機に急性増悪をきたすことがあり，COVID-19，季節性インフルエンザ，肺炎球菌などに対するワクチンを接種しておくことが大切です．病期の早い軽症の段階から，間質性肺炎診療の専門施設で治療方針を検討してもらうことも含めて，主治医の先生によく相談することが重要です．

第V章

患者および家族・友人を
対象とした質問紙調査

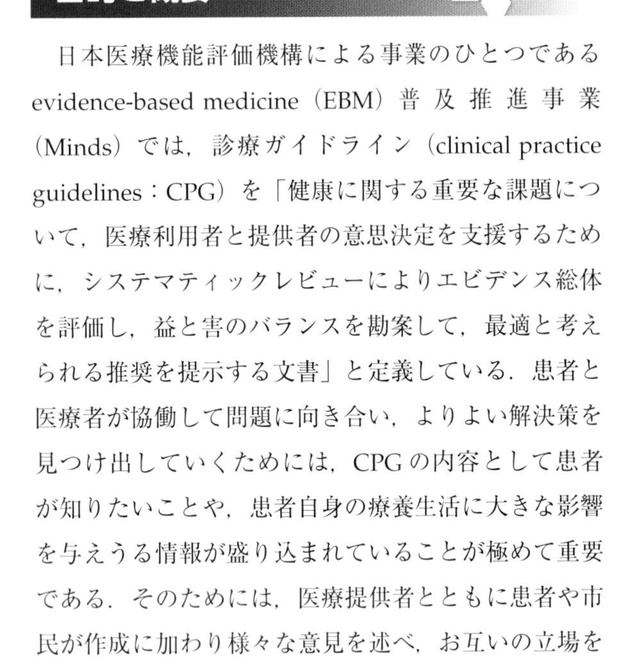

目的と概要

日本医療機能評価機構による事業のひとつであるevidence-based medicine（EBM）普及推進事業（Minds）では，診療ガイドライン（clinical practice guidelines：CPG）を「健康に関する重要な課題について，医療利用者と提供者の意思決定を支援するために，システマティックレビューによりエビデンス総体を評価し，益と害のバランスを勘案して，最適と考えられる推奨を提示する文書」と定義している．患者と医療者が協働して問題に向き合い，よりよい解決策を見つけ出していくためには，CPGの内容として患者が知りたいことや，患者自身の療養生活に大きな影響を与えうる情報が盛り込まれていることが極めて重要である．そのためには，医療提供者とともに患者や市民が作成に加わり様々な意見を述べ，お互いの立場を尊重しながら議論を重ねることで，CPGの信頼性や公正性はより高くなるものと考えられている．

2017年にわが国ではじめて発刊された本ガイドラインでは，CPG作成に患者が直接参加することが困難であったが，患者の意見を反映するために，厚生労働科学研究費補助金難治性疾患政策研究事業「びまん性肺疾患に関する調査研究班」が主催した間質性肺炎/肺線維症勉強会に参加した患者・家族・友人を対象に実施したガイドラインに関する質問紙調査（当時すでに刊行されていたIPFの診断および管理に関する国際ガイドラインの認知度，わが国でのIPFガイドラインを作成する場合の作成方法や利用方法，作成への参加・協力の希望・意向について）の結果を内容の一部として加えた．その結論として，IPFの国際ガイドラインの認知度は極めて低く，普及に向けさらなる対策が必要であるという課題が浮き彫りとなった．

2016年以降もCPGに患者や家族の意見を反映させるため，間質性肺炎/肺線維症勉強会に参加した患者・家族・友人を対象に同様の質問紙調査を継続し，2017年からは本ガイドラインの認知度についての質問紙調査内容も加えた．なお2020年は，新型コロナウイルスの感染拡大のために調査は実施できず，また2021年はweb形式で実施した．2015年から2021年までの質問紙調査への回答者はのべ1,189人であり，そのうち患者が625人（IPF患者269人を含む），家族・友人が564人であった．

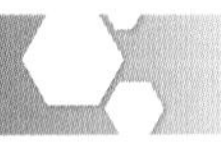

結　果

1. 既存の国際ガイドラインの認知度（図1）

国際ガイドラインの認知度は，2021年の時点でIPF患者6/69（8.7％），IPF以外の間質性肺疾患患者8/87（9.2％），家族・友人8/55（14.5％）であった．2015年からの推移をみると，IPF患者の国際ガイドラインの認知度は年ごとで変動がみられたが，全体を通して30％以下であり決して高いものではなかった．一方，IPF以外の間質性肺疾患患者や家族・友人における国際ガイドラインの認知度も低いが，経時的な増加傾向を認めている．しかし全体としては，国際ガイドラインの認知度が依然低いため，日本語翻訳版の作成などによるさらなる普及対策が必要であり，今回の改訂版治療ガイドラインでは第Ⅱ章「IPF診療マニュアル」にIPFの診断に関する新たな項目を追加し，国際ガイドラインに準拠した内容で解説した．

2. わが国における『特発性肺線維症の治療ガイドライン』について

①『特発性肺線維症の治療ガイドライン2017』の認知度（図2）

『特発性肺線維症の治療ガイドライン2017』の認知度は，2017年はIPF患者6/34（17.6％），IPF以外の間質性肺疾患患者1/39（2.6％），家族・友人4/57（7.0％）であった．その後のIPFの治療ガイドライン2017の認知度は，年ごとに変動がみられたが，2021年の時点でIPF患者9/69（13.0％），IPF以外の間質性肺疾患患者10/87（11.5％），家族・友人7/55（12.7％）であった．現時点において「IPFの治療ガイドライン2017」の認知度は，概ね15％程度にとどまることから，国際ガイドライン同様，日本の治療ガイドラインもコロナ時代に対応した情報提供（webによる市民公開講座の開催や関連学会ホームページの利用など）による普及対策が必要である．

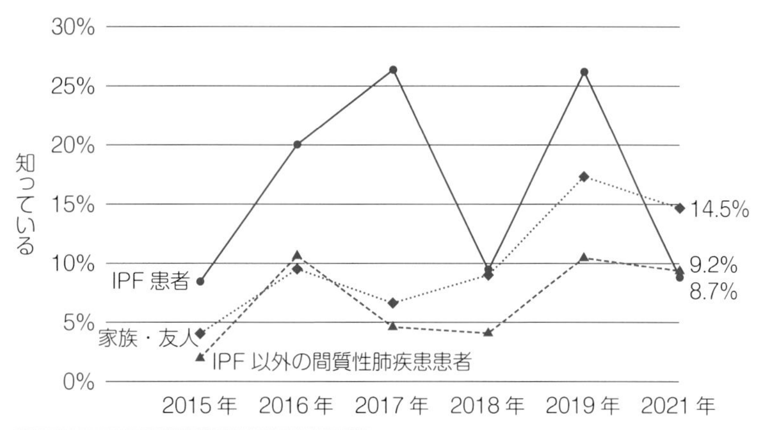

図 1　IPF 国際ガイドライン認知度

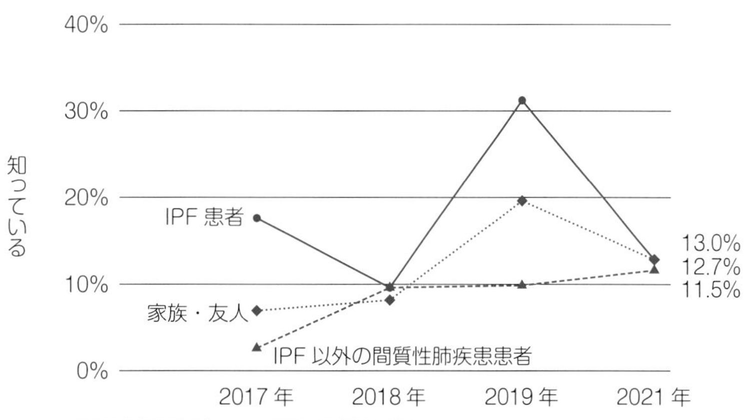

図 2　日本の IPF 治療ガイドライン認知度

②ガイドラインの利用（表 1）

ガイドラインをどのように利用するか，利用しているかについては自由記載として意見を収集した．『特発性肺線維症の治療ガイドライン 2017』の発刊以降に患者から寄せられた意見として，本ガイドラインから最先端の治療や予後についての情報，急性増悪や合併症などの予防・対応策について勉強し，体調の維持管理や生活習慣の改善につなげたいという前向きな意見が寄せられた．患者の要望に応えるため，今回の改訂版ガイドラインでは，急性増悪時と合併肺癌に関するクリニカルクエスチョン（CQ）をそれぞれ 2 つ追加し，また，新たに肺高血圧症合併と進行期の CQ を設定した．進行期の CQ は肺移植や緩和医療に関するものであり，システマティックビューーによって科学的根拠から推奨度を設定した他の CQ とは内容の質が異なることから，本ガイドラインでは good practice point（GPP）として記述した．これは，『特発性肺線維症の治療ガイドライン 2017』に関する質問紙調査で患者・家族・友人の半数以上が「科学的証拠は証明されていないが，経験的に行われてきた診療内容も加味して作成されたガイドラインを望む」と回答していたことから，これらの意見を本ガイドラインに反映させたものである．一方で『特発性肺線維症の治療ガイドライン 2017』は，その内容がかなり専門的であることから，利用の具体的なイメージができず，基本的に医師用のガイドラインだと思うとの意見もあった．本ガイドラインでは，第Ⅳ章に「患者さん・ご家族および一般診療医の皆さまへ」を設定し，より実臨床に即した具体的な内容を，少しでも理解しやすいよう，解説を加えている．また患者にとっては専門的な情報だけでなく，精神的ケアや非薬物療法（リハビリテーションなど）の情報も提供してほしいとの声もあっ

表1 ガイドライン利用について（アンケートより一部抜粋）

IPF および IPF 以外の間質性肺疾患患者	家族・友人
最先端の治療，予後についての情報，急性増悪・合併症などについて知り，自分の生活の改善につなげたい.	現在行っている治療法や，家での過ごし方が間違っていないか，またよりよい方法を知るために活用したい.
自覚症状の改善につながる治療については何でも試したいというのが患者の心理であり，可能性を探るうえで参考としたい.	病気に対する知識を高めながら，日常生活の質を高めたり，人生設計・人生目標を立てるとき，先の目安としてスケジュールを立てられたらよいと思う.
常に手に取れる場所に置き，自分も含め家族全員で理解を深めたい.	家族としてどのように支援していったらよいのか参考にしていきたい.
主治医だけでなく，自分だけでなく，いろいろな方の症例，診断基準，治療方法を知るためのよいツールだと思う. 特に今の治療に不安や不満がある人にはセカンドオピニオン代わりにもなりうると思われ，よりよい治療につなげるための基準はあるに越したことはない.	セカンドオピニオンを探すときの目安にしたい.
専門用語などわかりにくい標記などもあると思うが，一般人が読んでも理解しやすくなっていれば日常生活において勉強になると思う.	生活のなかで利用したいと考えている. 治療も大切だけど，どのように自分の意思を反映させられるのか，最期はどこで迎えるかなども，アドバイスがあるとよいのでは. 介護サービスの利用などについても記載があるとよい. 在宅医（往修医）や在宅サービスの事業者にも理解できるように勉強会などでガイドラインが利用できたらと考える.
内容はかなり専門的で，基本的に医師用と思われる. 利用の具体的イメージができないため，患者用には専門的な情報＋心のケア＋リハビリなどに力点をおいたものが望まれる.	医療者用と一般用に分け，一般用は患者や家族が手に取って読めるもので医師に説明してもらえるようになっているとありがたい. 多少難解でも患者，家族も勉強すべきだと思うので簡単になっている必要はないと思う.

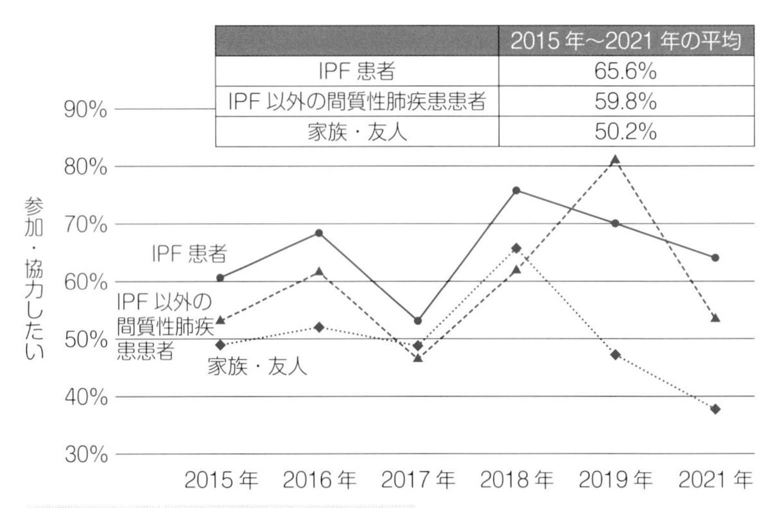

図3 ガイドライン作成への参加の意向

た. これらについては，今後も改訂を重ね，さらに多くの患者・家族・友人が，より利用しやすいガイドラインを作成することが望まれる.

③ガイドライン作成への参加の意向（図3）

2015年にはIPF患者の60.5%，IPF以外の間質性肺疾患患者の53.3%，家族・友人の48.8%がガイドライン作成への参加・協力を希望された. その後2021年までの平均でも，IPF患者65.6%，IPF以外の間質性肺炎患者の59.8%，家族・友人の50.2%がガイドライン作成への参加・協力を希望されている. 今後は，ガイドライン作成グループに患者・市民を含めた様々な背景を持つ人たちが直接参加できるシステムの構築が重要であると考えられた.

第Ⅵ章

パブリックコメント

2022年11月17日から11月30日までの期間，日本呼吸器学会のホームページにてパブリックコメントを募集した．その結果，5名の方から質問を受けた．そのなかで重要と思われるコメントとそれに対する回答を以下に記載した．

1.CQと推奨が作成された過程についてご教示ください.

回答：基本的に本診療ガイドラインは，厚生労働省委託事業：EBM普及推進事業（Minds）の発刊する『Minds診療ガイドライン作成マニュアル2020 ver.3.0』に準拠し，作成されております．なお，本ガイドライン冒頭の作成方法と読み方および出版にあたっての部分で，GRADEシステムの基準からみた本ガイドラインとその意義を含め，推奨の作成手順や見方について説明を加えています．

2. 参考文献のスクリーニングはどのようにされたのでしょうか.

回答：本ガイドライン冒頭の「特発性肺線維症の治療ガイドライン改訂版 出版にあたって」のガイドライン作成の手順，5. システマティックレビューでの論文採用基準をご参照ください．文献検索期間は2020年12月までであり，2021年以降の文献については次回改訂時の検索対象となります．

3. ガイドラインという性質上，推奨（提案）しようとする薬剤が該当疾患に対する治療薬として保険収載されいないのであれば，それを明記すべきではないでしょうか.

回答：CQ14やCQ23では保険適用でないことを記載していますが，CQ22では記載されていないことから，「なお，上記に示したいずれの肺血管拡張薬の保険適用は肺動脈性肺高血圧症であり，IPFに合併する肺高血圧症に対する保険適用はない．」と追記しました．また，第Ⅱ章以降においても可能な限り国内未承認薬については注釈などで記載しました．

4. その他

初版刊行前にいただきましたパブリックコメントで，肺移植に関する要望がありましたが，今回新たにCQ24として「IPF患者に肺移植は推奨されるか？」として採用し，エキスパートコンセンサスに基づいたアドバイスとして記載しました．なお，エキスパートコンセンサスに基づいたアドバイスとは，限られたエビデンスに基づいて慎重に考案された，経験豊富な専門家から臨床実務家への助言として提示したものです．

今後の課題

今回の改訂第2版は，厚生労働省委託事業公益財団法人日本医療評価機構，EBM 普及推進事業（Minds）の診療ガイドライン作成マニュアル『Minds 診療ガイドライン作成マニュアル 2020』に準拠して作成された．初版『特発性肺線維症の治療ガイドライン 2017』の完成後，2019 年 3 月に Minds Tokyo GRADE Center が設立され，本邦における診療ガイドライン作成手法が概ね世界標準に統一された．今回改訂第2版では，初版作成時から改善できた課題もあったが，さらなる今後の課題として残ったものもあるため，本項で明確にしておきたい．

GRADE システムを適用して作成した診療ガイドラインとしての自己評価は，冒頭「本ガイドラインの作成方法と読み方」に記載した．本領域のエビデンスの特性は，ごく少数の RCT が存在すること，そのうえで，観察研究の利用が必要となることである．初版作成時からいくつかの RCT が出版されてはいるが，それぞれが別々の CQ（Clinical Question）に該当し，メタアナリシスで統合できる CQ は増えていない．

また，改訂作業にあたり新たな CQ を設定することとなったが，その中で 2 つの新たな CQ に関しては，今回初めてエキスパートコンセンサスに基づいたアドバイスを付記した．これら 2 つの CQ は診療上の重要課題であるが，倫理的にランダム化比較試験は難しく，今後も高いレベルのエビデンスが期待できない．しかしながら，臨床実務家の判断を支援する目的で一定の方向性を示す必要があると考え，エキスパートコンセンサスとして，提示する方針とした．なお，エキスパートコンセンサスに基づいたアドバイスとは，診療ガイドラインで一般的に用いられている用語ではないが，CQ の特性を踏まえ，限られたエビデンスに基づいて，慎重に考案された経験豊富な専門家から臨床実務家への助言として提示した．重要臨床課題をもとにして作成した CQ に対しての最適な提示方法であるか否かについては引き続き検討していきたい．

個々のエビデンスの評価（バイアスリスク）とエビデンス総体の評価のグレードアップやグレードダウンの検討では，それぞれの臨床試験実施当時と現時点の状況の相違，推奨作成に際してどこまで有益な情報を引き出すか，GRADE システムにおける非直接性の判断基準がパネル構成員間で異なり，総意形成の過程は前回と同様に困難が多かった．しかしながら，本ガイドラインが現時点の本邦の診療現場に即したものであることを本旨とし，最終的に患者の利益につながることを目標に最終的な合意にいたった．対象とする個々のエビデンス，エビデンス総体の評価に際して生じるシステマティックレビュー担当者，パネル構成員の判断の相違への対応と適切な集約のあり方は，方法論も含め今後の課題と認識している．

推奨決定においては GRADE 基準の各項目（益と不利益のバランス，エビデンス総体の確実性，患者の価値観・希望，医療資源の利用）を考慮し，パネル会議を実施した．特に医療資源の利用については，各施設が患者のために多くの独自の工夫を実施しており，互いの診療環境を相互比較し，新たな視点を得る有意義な機会となった．医療資源の利用について，推奨作成にいたるまでの過程は今後さらに議論を深めたい．

診療ガイドライン作成組織は，システマティックレビューの担当と推奨を決定するパネルの構成員を別に置くことが望ましいとされている．前回は，人員的な制約から一部委員が両方の役割を兼任したが，今回は，完全に独立させる組織体制を構築することができた．一方で，情報の共有については非常に苦慮することが多かった．本改訂第2版の作成時期全体を通じて全国的なCOVID-19の流行が続いていたため，それぞれの組織の委員が直接一同に対面する機会を設けることができなかった．これは初版作成時と大きく異なる点であった．そのためオンライン上でのミーティングや研修を複数回実施した．特にシステマティックレビューチームに対しては，計4回のシステマティックレビューについての基礎研修を行いつつ，すべてのクリニカルクエスチョンについての個別ミーティングもオンライン上で実施した．一部オンライン上でのやり取りで情報共有が不十分であった可能性もあり，今後の改訂作業方法について引き続き検討していきたい．また初版作成時と同様に，本ガイドラインは厚生労働科学研究による時限的な研究班が作成主体であることから，今後の組織的な取り組みの展望には引き続き日本呼吸器学会との関連が不可欠である．よって，本ガイドラインの成果の日本呼吸器学会への連携・展開について議論を継続するとともに，学会における人的・財政的資源の確保，中長期的な計画などの体制作りにつなげるように引き続き努めたい．

前回はIPF治療の現状を踏まえて，まず専門医間でのエビデンスと認識の共有を優先し，方法論専門家2名以外は呼吸器内科専門医でパネルを構成した．今回はこれらに加え，呼吸器外科の専門家もパネルに参加した．しかしながらIPFは専門性の高い疾患であり，チーム医療が欠かせないため，次回のガイドライン改訂ではIPFのケアにかかわる看護師・理学療法師・薬剤師，またプライマリケアで患者に接する可能性のある総合診療医など，広く対象疾患治療に関係する臨床家の参加を検討したい．さらに，患者や医療政策・医療経済の専門家，将来的には医療費を支払う保険者の立場の方々の参加も重要な検討事項となるであろう．

今回は患者の価値観や希望を反映させるため，患者アンケート結果をガイドライン内に掲載して患者の視点を知る一助とした．外部評価の方法，COIの管理（情報開示の範囲やそれぞれのケースへの具体的な対応）についても時代背景を踏まえ，改善に取り組んでいきたいと考えている．

本ガイドラインでは診療ガイドラインの適用にあたっての促進要因と阻害要因の検討・対策，モニタリング・監査に関しては十分，記載ができなかった．本ガイドラインの認知率については引き続き今後の課題となっている．「第Ⅴ章　患者およびその家族・友人を対象とした質問紙調査」で記載したようにIPFガイドラインの認知率は依然として低い状況であり，今後も地道にガイドラインの普及活動を継続していく必要がある．そのためにも，今回は「第Ⅱ章　IPF診療マニュアル」でより実臨床に即した情報提供に努め，「第Ⅳ章　患者さん・ご家族および一般診療医の皆さまへ」ではIPFという疾患についてよりメッセージ性を強調した内容の頁を設けた．これらもきっかけとなって本診療ガイドライン改訂第2版がより多くの関係者に広まることを願ってやまない．

最後に，急速に社会的な関心が高まっている課題として費用対効果の課題がある．診療ガイドラインでどのようにその情報を扱うか，コストと臨床的有用性・安全性の議論が急速に活発化しており，国内外の動向を注視して次回の改訂では方針を定めていく必要があろう．

診療ガイドラインそのものは，あくまで「患者ケアを最適化するための推奨を含む文書」であり，「患者と医療者を支援する目的で作成された，意思決定の際の判断材料の一つ」である．ここで述べた今後の課題の解決は必ずしも容易ではないが，少しでもIPF患者ケアに尽力できるよう今後も改訂を積み重ね，本邦診療現場で有益な診療ガイドラインとするための努力を積み重ねていきたいと願っている．

索　引

欧文索引

和文索引

■ふ

■へ

■ほ

■ま

■め

■り

■ろ

特発性肺線維症の治療ガイドライン2023（改訂第２版）

2017年 2 月15日 第1版第1刷発行
2017年 5 月20日 第1版第2刷発行
2023年 4 月30日 改訂第2版発行

監修者 日本呼吸器学会
厚生労働科学研究費補助金難治性疾患政策研究事業「びまん性肺疾患に関する調査研究」班
編集者 「特発性肺線維症の治療ガイドライン」作成委員会
発行者 小立健太
発行所 株式会社 南 江 堂
〒113-8410 東京都文京区本郷三丁目42番6号
☎（出版）03-3811-7236（営業）03-3811-7239
ホームページ https://www.nankodo.co.jp/
印刷・製本 三美印刷
装丁 土屋みづほ

Japanese Guideline for the Treatment of Idiopathic Pulmonary Fibrosis 2023

定価は表紙に表示してあります.
落丁・乱丁の場合はお取り替えいたします.
ご意見・お問い合わせはホームページまでお寄せください.

Printed and Bound in Japan
ISBN978-4-524-23408-0